SMOOTHIES
ZUM ABNEHMEN

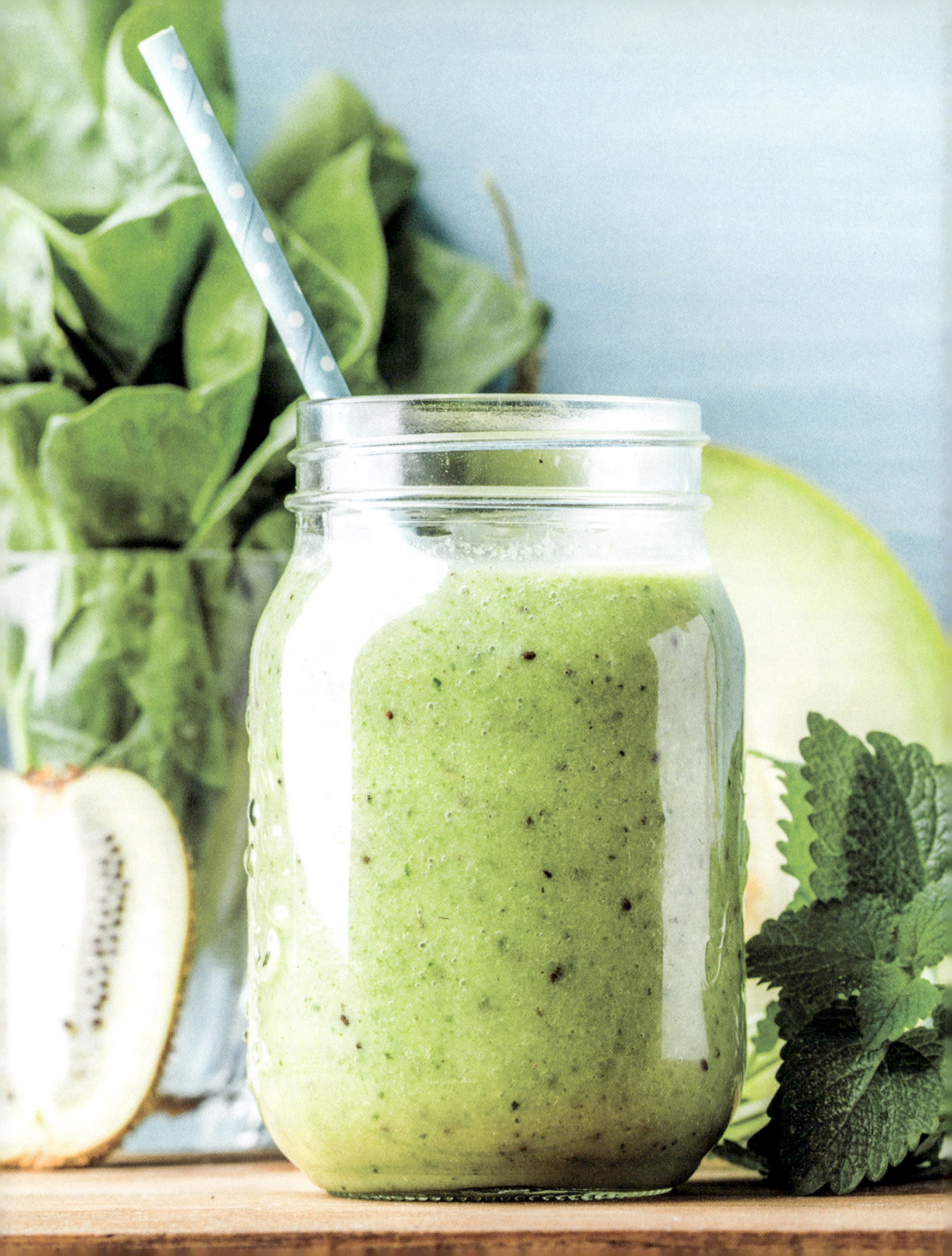

SMOOTHIES
ZUM ABNEHMEN

DIE 2-WOCHEN
DETOX-KUR

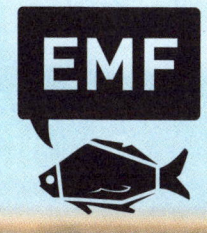

EMF

EIN BUCH DER
EDITION MICHAEL FISCHER

INHALT

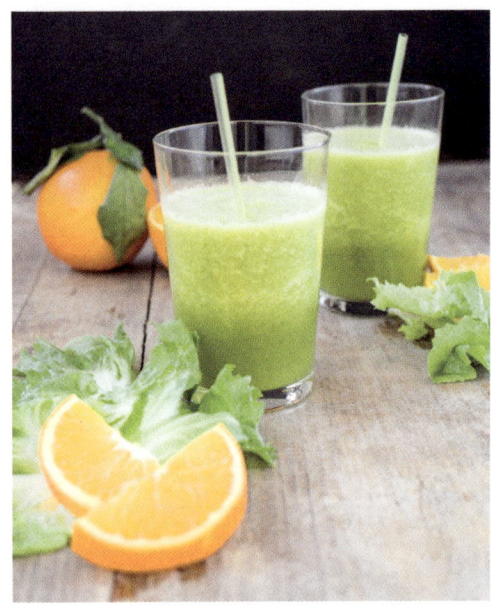

GRUNDLAGEN

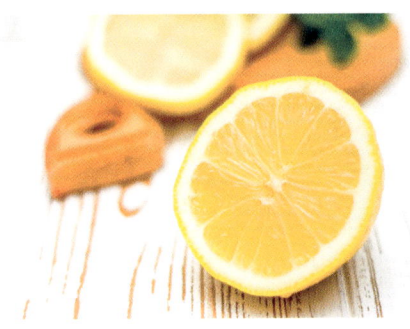

SMOOTHIES

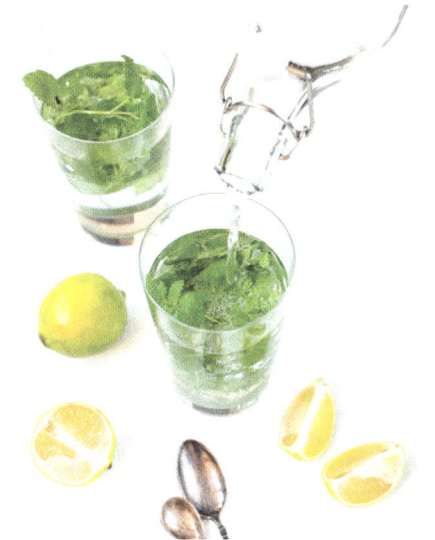

WASSER UND TEES

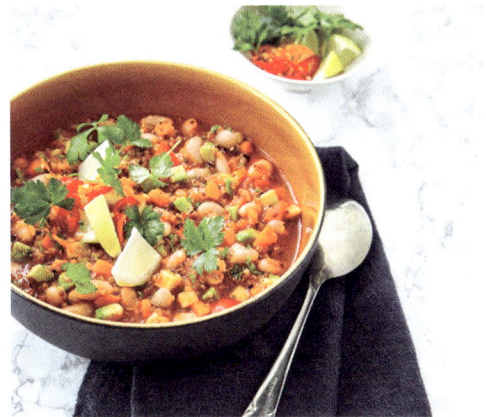

LEICHTE GERICHTE

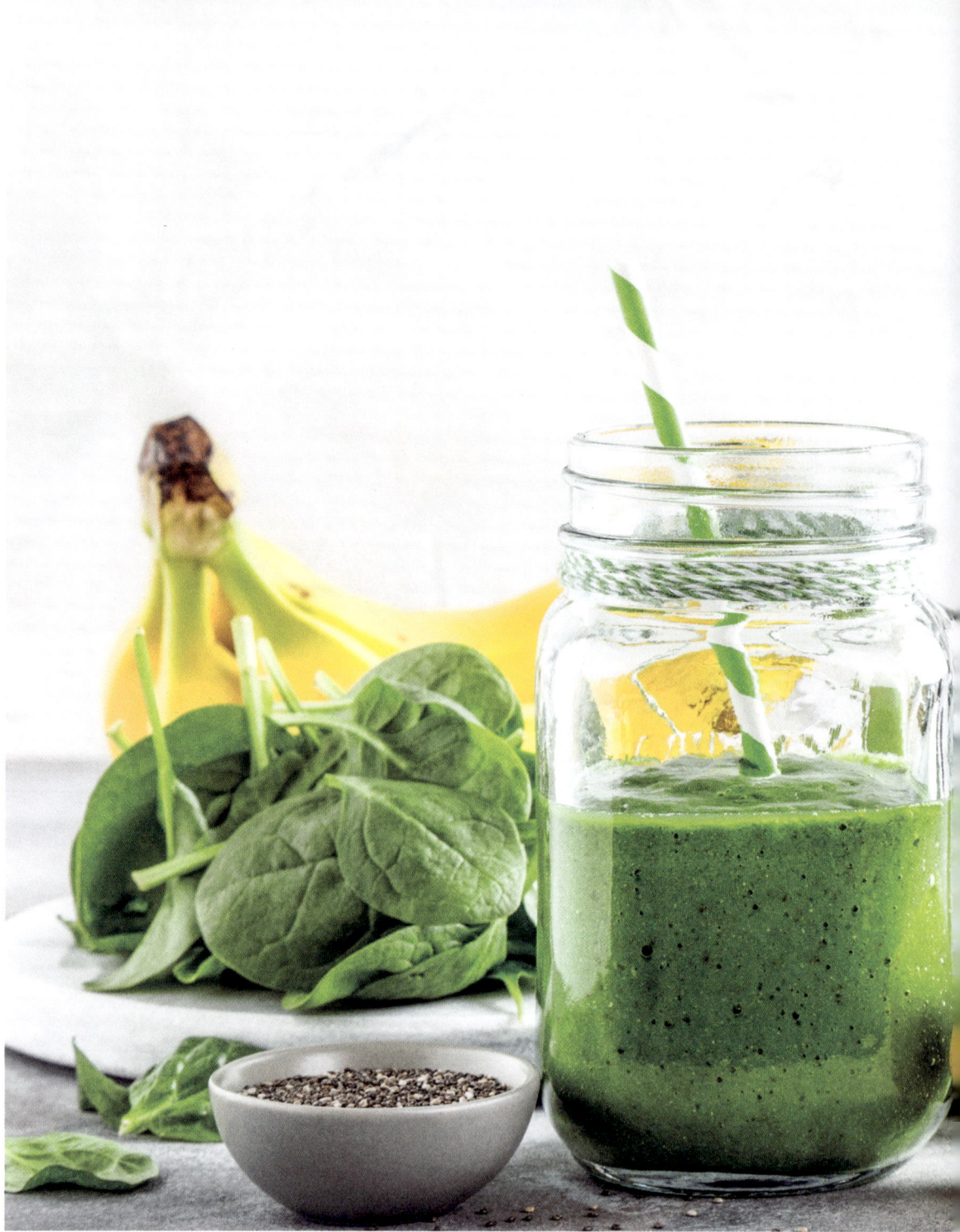

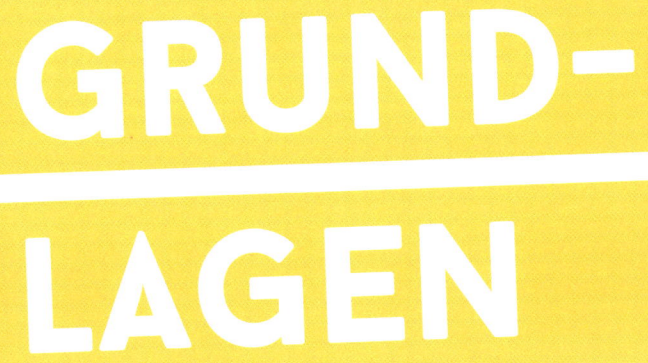

GRUND-
LAGEN

Schlecht über den Winter gekommen? Matt, schlapp,
blass und ein paar Kilo zu viel auf den Rippen? Hier
können Smoothies Wunder wirken, denn sie stecken
voller Vitamine, Mineral- und sekundärer Pflanzenstoffe,
die Magen, Darm und Leber stärken und mobilisieren

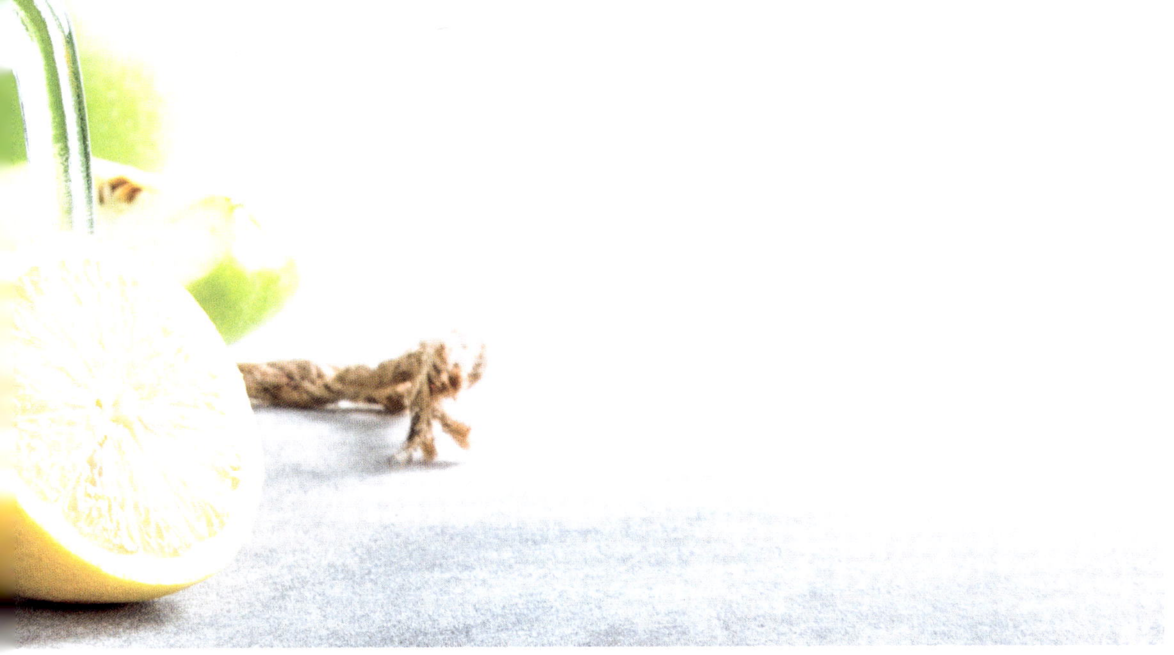

SMOOTHIES: DIE 2-WOCHEN-DETOX-KUR

Sanftes Entgiften durch leichte Kost hat eine lange Tradition und nachweislich eine positive Wirkung auf Gewicht, Haut, Haare, aber auch Fitness, Wachheit und gute Laune.

WAS BRINGT DETOX?

Du fühlst dich müde, träge und energielos. Jeder hat solche Phasen und jeder kennt sie, die kleinen Sünden des Alltags! Zu viel Kaffee oder Nikotin, das Bierchen oder der Cocktail am Abend. All das belastet unseren Körper. Aber auch zu viel Zucker, Weißmehl, gehärtete Fette oder chemische Zusatzstoffe tun dem Körper nicht gut.

Dazu kommen oftmals noch Stress, eine hohe Belastung mit Umweltschadstoffen und eine zu hohe UV-Strahlung. Auf lange Sicht sammelt sich einfach zu viel an. Und wenn die Entgiftungsorgane wie Leber, Nieren, Darm und Haut überfordert sind, wird dein Teint fahl und der Körper

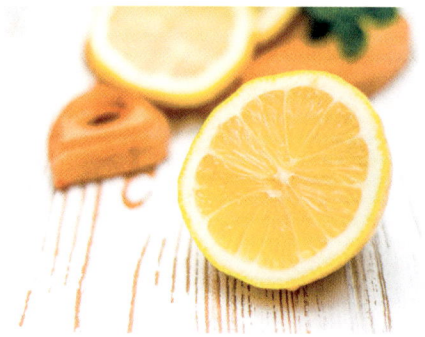

anfällig für Krankheiten. Du fühlst dich schlapp und ausgelaugt.

Detoxen heißt das Zauberwort! Mit einer Entgiftungskur kannst du ganz einfach einen Neustart wagen. Sie kurbelt den Stoffwechsel an, klärt das Hautbild, stärkt das Immunsystem und kann deinen Körper von unerwünschten Giftstoffen und Stoffwechselprodukten befreien. Die Reinigung von innen hilft dir, deinen Körper und deine Seele wieder auf Vordermann zu bringen. Mit ihr bekommst du deine Energie und Form zurück und verlierst dabei noch lästige Pfunde.

WAS BEDEUTET EIGENTLICH DETOX?

Der Begriff Detox kommt aus dem Englischen von „detoxification" und steht für Entgiftung. In Bezug auf die Ernährung bedeutet das die Entgiftung des Körpers – konkret kann das den Verzicht auf ungesunde Lebensmittel wie Koffein, Alkohol, Weißmehl, Zucker und auch tierische Lebensmittel sowie Nikotin bedeuten. Auf dem Speiseplan steht dafür gesunde, leichte Kost, außerdem ist Bewegung wichtig. Die Basis der Detox-Philosophie ist daher eine Ernährung mit natürlichen Lebensmitteln, die auf künstliche Zusatzstoffe wie Geschmacksverstärker, Farb- und Konservierungsstoffe und den Zusatz von Zucker verzichtet. Detoxen eignet sich daher auch perfekt für eine Neuorientierung der Ernährung.

Entgiftungskuren gibt es in verschiedenen Varianten wie Saft- oder Suppenkuren, aber auch Fastenkuren wie Heilfasten oder Intervallfasten. Ursprünglich wurden Fastenkuren traditionell in vielen Religionen durchgeführt, um seine Sinne zurückzuziehen und sich auf den Glauben zu konzentrieren. Heute sprechen wir von „Cleanses" – das bedeutet aus dem Englischen übersetzt „Reinigungen" – mit Säften, Smoothies und Infused Water. Sie können dich unterstützen, den stressigen und ernährungstechnisch womöglich achtlosen Lebensstil zu verändern.

Dem Körper eine Pause gönnen, das Verdauungssystem entlasten und das Wohlbefinden steigern: Detox-Smoothies sind eine wunderbare und einfache Variante, dem Körper genau die Nährstoffe zuzuführen, die er braucht – und gleichzeitig den Organismus zu entlasten. Der Clou: Die Smoothies brauchen nicht viel Vorbereitung, sind im Nu zubereitet und lassen sich gut mitnehmen.

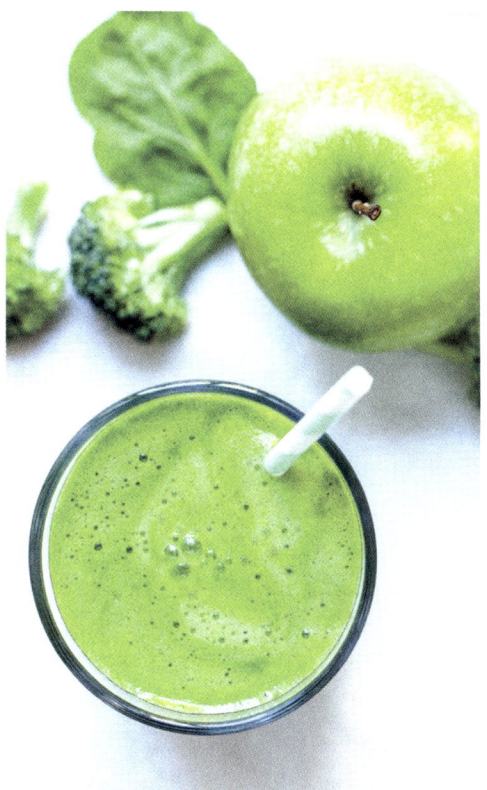

DIE VORTEILE EINER DETOX-KUR

Eine gute Sache ist die Detox-Kur für alle, die ihre schlechten Essgewohnheiten überdenken, in kurzer Zeit überflüssige Pfunde verlieren und gleichzeitig ihrer Gesundheit etwas Gutes tun möchten.

Durch die Kur nimmst du täglich ausschließlich flüssige Nahrung zu dir. Natürlicherweise entsteht hier ein Kaloriendefizit, welches dazu führen wird, dass du an Gewicht verlierst. Der Fokus der Kur liegt aber nicht auf der kurzfristigen Gewichtsabnahme, sondern auf der Sensibilisierung von bewusster und ausgewogener Ernährung. Die Kur kann dir zeigen, wie stark dein Hungergefühl von deinem Kopf und nicht von deinem Magen gesteuert wird.

Die Detox-Kur dient oft auch als Einstieg für eine allgemein gesündere Lebensweise. Die Drinks helfen dir, die Leber zu pflegen, den Magen-Darm-Trakt zu entlasten, den Stoffwechsel anzuregen und nebenbei verlierst du sogar noch das ein oder andere lästige Kilo.

Aufgrund ihrer dickflüssigen Konsistenz halten dich Smoothies lange satt – hungern musst du während der Kur also nicht. Auch nach der Kur sollten Detox-Smoothies in deiner Ernährung Platz finden. Wer sie in seinen Alltag integriert, kann den positiven Effekt verlängern. Ob als Mahlzeitenersatz oder als gesunder Snack: Smoothies geben neue Power und steigern die Vitalität.

Und wenn du nach dem Detoxen deine Ernährung nachhaltig in Richtung „gesund" umstellen kannst, lebst du nicht nur gesünder, sondern hast auch nach dem Verlust von Gewicht keine großen Probleme, das eigene Wunschgewicht zu halten.

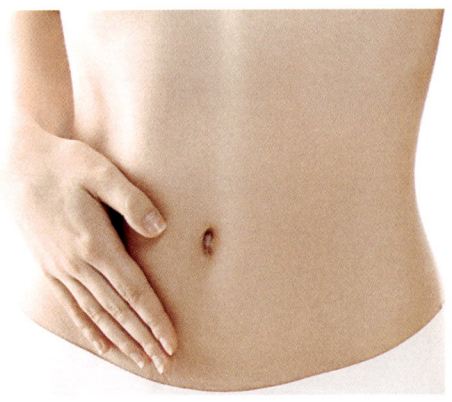

EIN AUSGEGLICHENER STOFF-
WECHSEL

Von Natur aus hat dein Körper ein sehr effektives System entwickelt, die End-produkte des Stoffwechsels abzubauen. Denn der Körper entsorgt seine Abbau-produkte nahezu selbstständig: Die Le-ber baut unerwünschte Stoffe ab und scheidet sie über Nieren und Blase aus. Ballaststoffe, die unverdaulich sind, trans-portiert der Dickdarm aus dem Körper. Und überschüssige Säuren werden über die Lunge abgeatmet.

Mit der Detox-Kur kannst du deinen Kör-per zusätzlich wirkungsvoll unterstützen und ihn von Giften und unerwünschten Stoffwechselprodukten befreien. In den ersten Tagen wird auf feste Nahrung ver-zichtet und der Tagesbedarf ausschließ-lich durch Smoothies gedeckt.

Hier kann dein Verdauungstrakt ruhen und sich reinigen. Die in den Smoothies enthaltenen Vitamine, Mineralien, Enzy-me und wichtige lebendige Mikroorganis-men können den Magen gleich passieren. Die geballte Ladung Antioxidantien lan-det auf direktem Wege im Dünndarm und von dort werden all die guten Helfer direkt an das Blut weitergegeben. Der Körper wird genährt, gestärkt, überalterte Zellen werden abgebaut sowie Reparatur-mechanismen und die Neubildung von Zellen angeregt.

BALSAM FÜR DIE LEBER

Die Leber ist ein wichtiges Organ, da sie unseren Stoffwechsel von Kohlen-hydraten, Eiweißen und Fetten kontrol-liert. Rund um die Uhr arbeitet sie auf Hochtouren, sie filtert und entgiftet pro Minute etwa 1,5 Liter Blut und sorgt für die Umwandlung der Nährstoffe.

Um dein zentrales Entgiftungsorgan nicht zu überlasten, solltest du alle Lebergifte wie Alkohol, chemische Zusatzstoffe, ge-härtete Fette und zu viel Zucker meiden. Übergewicht belastet die Leber zusätzlich.

Achte auf eine gesunde und ausgewoge-ne Ernährung, dann kann sich die Leber bereits nach wenigen Wochen regenerie-ren. Und trinken, trinken, trinken lautet die Devise – mindestens 1,5 Liter täglich.

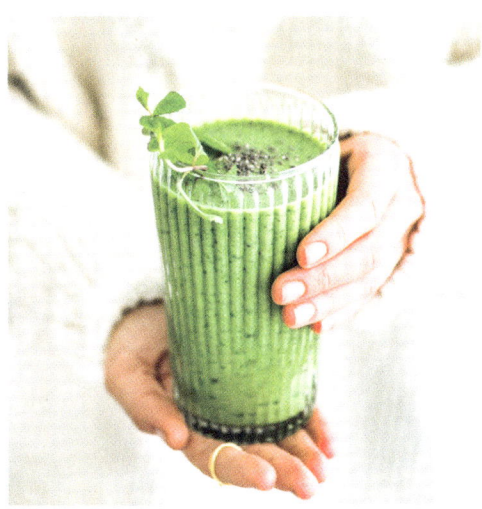

SCHUTZ DURCH ANTIOXIDANTIEN

Leberzellen sind in der Lage, sich selbst zu regenerieren. Doch alles verzeihen sie nicht. Alkohol- und Medikamentenmissbrauch, aber auch eine falsche Ernährung belasten sie stark. In der Folge produzieren die Leberzellen freie Sauerstoffradikale, die sie wiederum angreifen und zerstören. Reichlich Antioxidantien wie Betacarotin und Flavonoide aus Brokkoli, Möhren, Heidelbeeren, Kirschen, Paprika und grünem Tee haben eine heilende Wirkung für deinen Körper.

WELLNESS FÜR DEN DARM

Ein vitaler Darm ist eine wichtige Voraussetzung für ein Stoffwechselgleichgewicht. Kaum ein anderes Organ beeinflusst unsere Gesundheit so unmittelbar wie der Darm. Ein optimal funktionierender Dünn- und Dickdarm unterstützen den Körper bei der Nahrungsaufnahme und der Entgiftung.

An der Innenwand des Darms befindet sich eine große Menge an Zotten, die der Nahrungs- und Flüssigkeitsaufnahme dienen. Zudem wird der Darm von Milliarden Bakterien besiedelt, die für die Verwertung von Nährstoffen und die Verdauung unverzichtbar sind.

Die Arbeit der hilfreichen Bakterien kannst du mit der Detox-Kur wirkungsvoll unterstützen. Die Ballaststoffe aus den Smoothies helfen dem Darm, unliebsame Gäste nach draußen zu befördern, und unterstützen die Ansiedelung guter Bakterien. Dein Verdauungsorgan ist wieder aufnahmefähiger für Nährstoffe. Deine Körperzellen werden es dir danken, wenn sie wieder mit diesen versorgt werden.

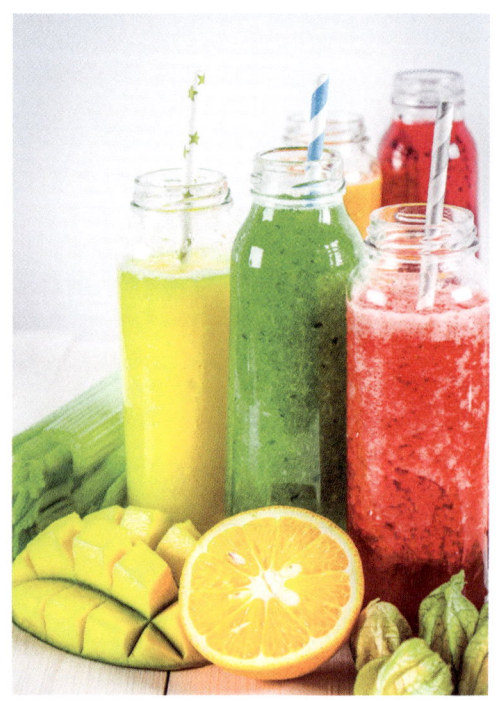

SO FUNKTIONIERT DIE 2-WOCHEN-KUR

Die Smoothie-Kur startet mit einer Turbo-Entgiftung (siehe Seite 14): Vier Tage besteht deine Ernährung ausschließlich aus Smoothies, aromatisiertem Wasser und Kräutertee. Dein Körper wird mit Vitalstoffen geflutet und alles Ungewollte wird abtransportiert. Du wirst sehen, bald stellt sich ein positives Gefühl ein und du hast mehr Power.

Anschließend ersetzt du sieben Tage eine Trink-Mahlzeit durch ein leichtes Gericht. Damit kannst du deinen Körper wieder langsam an feste Nahrung gewöhnen. Du wirst feststellen, dass deine Geschmacksnerven empfindlicher sind und du nicht mehr so viel Salz und Zucker brauchst. Das ist schon der erste Schritt zu einer bewussteren Ernährung.

Die letzten drei Tage erweiterst du deine Kur durch eine weitere Mahlzeit. Inzwischen ist das ein oder andere Kilo gepurzelt und du hast mehr Energie. Dein Körper hat sich auf die „gesunde Ernährung" eingestellt und du wirst deine schlechten Essgewohnheiten einfach ablegen.

Selbstverständlich kannst du die Detox-Kur nach Belieben verlängern oder auch nur bestimmte Tage übernehmen, je nachdem wie es gerade zu deiner Situation passt. Sich eine Zeit lang nur flüssig zu ernähren, solltest du auf jeden Fall nicht missen. Du wirst sehen, dass sich dein Körper schnell daran gewöhnt und du dich anschließend richtig fit fühlst!

Während der gesamten Detox-Kur gilt auf jeden Fall: keine Zigaretten, kein Alkohol, weder Kaffee noch (Schwarz-)Tee, keine Softdrinks und Fruchtsäfte, keine Süßigkeiten und Knabbereien.

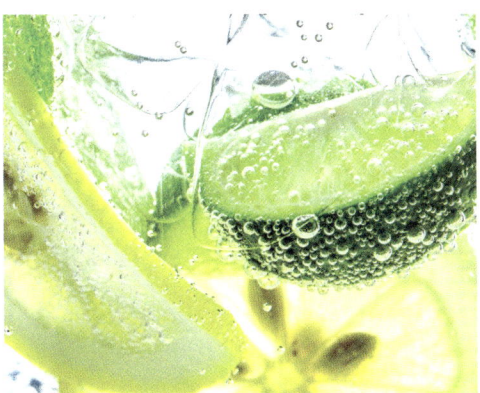

DIE DETOX-KUR

Die Kur besteht aus drei Phasen, die sich jeweils über mehrere Tage erstrecken. Diese gewährleisten einen angemessenen Einstieg sowie einen sanften Ausstieg aus der Detox-Kur.

---

4 Tage:
3 Smoothies am Tag
+ aromatisiertes Wasser und
  Kräutertees

7 Tage:
2 Smoothies am Tag
+ eine leichte Mahlzeit
+ aromatisiertes Wasser und
  Kräutertees

3 Tage:
1 Smoothie am Tag
+ zwei leichte Mahlzeiten
+ aromatisiertes Wasser und
  Kräutertees

DER EINSTIEG

Als Startpunkt für eine Detox-Kur bietet sich das Wochenende an. An diesen Tagen kannst du dir die Zeit nehmen, die du für die Umstellung der Ernährung brauchst, und du bist nicht durch den alltäglichen Stress zusätzlich abgelenkt.

Beginne mit den sogenannten Entlastungstagen, das heißt ein bis zwei Tage vor dem eigentlichen Detoxen solltest du nur noch leicht verdauliche Lebensmittel wählen, wie viel frisches Obst und Gemüse sowie fettarme Milchprodukte. Den Fleisch-, Kaffee- und Nikotinkonsum solltest du hingegen reduzieren.

DER ABLAUF

In den ersten vier Tagen besteht deine Ernährung ausschließlich aus flüssiger Nahrung. Erlaubt sind drei Smoothies am Tag – morgens, mittags und abends. Den genauen Plan findest du auf Seite 20–21.

Zwischendurch trinkst du mindestens zwei bis drei Liter Wasser oder aromatisiertes Wasser sowie ungesüßte Kräutertees. Auf den Seiten 90 bis 111 haben wir dir eine Reihe an Detox-Drinks zusammengestellt. Viel trinken unterstützt die Nieren und hilft dem Körper, die Gifte auszuspülen, außerdem regt es den Stoffwechsel an. Ein No-Go sind Softdrinks, Bier, Wein & Co. sowie Kaffee.

Für die Kur eignen sich überwiegend grüne Smoothies (siehe auch „Smoothie-Baukasten" Seite 24/25) mit einem hohen Anteil an Gemüse und Kräutern. Sie enthalten von Natur aus wertvolle Vitalstoffe sowie wenig Zucker und Kalorien. Nicht erhitztes Gemüse liefert zudem wichtige Enzyme, die die Initialzündung für eine Entgiftungsskur sind. Vor allem der grüne Farbstoff Chlorophyll unterstützt die Reinigung des Bluts. Smoothies auf Fruchtbasis sind eher ungeeignet, sie können aufgrund des hohen Fruchtzuckeranteils schnell zum Dickmacher werden.

Damit du in den vollen Nutzen der wertvollen Inhaltsstoffe deiner Smoothies kommst, solltest du dir Zeit nehmen und deinen Drink Schluck für Schluck genießen. Spüre den Geschmack der verschiedenen Zutaten. Die Verdauungssäfte werden so angeregt und die kostbaren Nährstoffe können vom Körper besser aufgeschlossen werden. Darüber hinaus entspannt die Muße beim Essen und fördert das natürliche Sättigungsempfinden.

Eine ausreichende körperliche Bewegung regt den Stoffwechsel zusätzlich an und baut überschüssiges Fett ab. Im Fettgewebe lagern sich Giftstoffe besonders gut ein. Neben dem Detoxen solltest du daher dein Bewegungsprogramm nicht vernachlässigen.

Wenn möglich, kannst du deine Kur mit entspannten Rahmenbedingungen kombinieren, z.B. in Form von Auszeiten bzw. Entspannungsphasen.

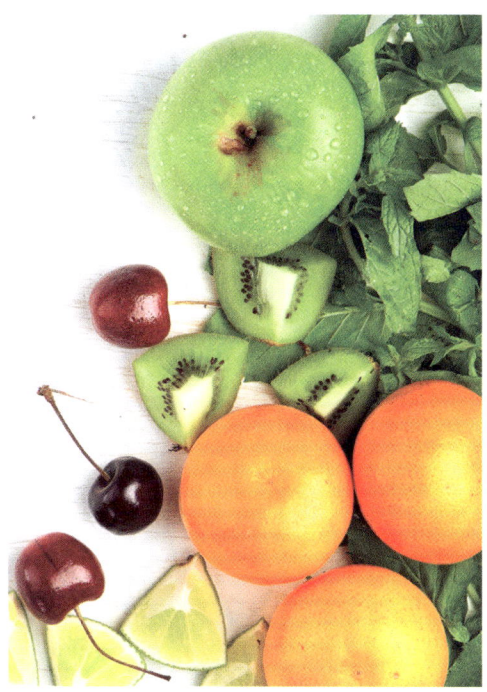

MÖGLICHE NEBEN-WIRKUNGEN

Die Detox-Kur beeinflusst den Stoffwechsel und die Verdauung, weshalb die ersten Tage auch die größte Umstellung bedeuten. Verzichtest du komplett auf feste Nahrung, kannst du in den ersten Tagen leichte Kopfschmerzen oder Stimmungsschwankungen haben oder dich schwach und schwindelig führen. Nach etwa drei Tagen setzt aber der Gewöhnungseffekt ein und viele Menschen verspüren viel mehr Energie als vor dem Detoxen.

WAS BENÖTIGST DU?

Viel Vorbereitung brauchst du für deine Kur nicht. Was aber nicht fehlen darf: der Mixer! Dieser ist das entscheidende Arbeitsgerät, um das Gemüse, die Blätter und die Früchte in eine sämige Konsistenz zu bringen.

Zu Beginn kannst du es auch mit einem Pürierstab oder einem herkömmlichen Standmixer probieren. Der normale Küchenmixer sollte in der Regel die Zubereitung von grünen Smoothies sowie das Pürieren von gefrorenen Früchten und Gemüse sowie Nüssen und Samen gut bewerkstelligen. Wenn du jedoch Geschmack an der Detox-Kur gefunden hast und von den grünen Smoothies begeistert bist, dann solltest du dir überlegen, ob du nicht in einen Hochleistungsmixer investieren möchtest. Auf lange Sicht zahlt sich diese Anschaffung aus, da der Hochleistungsmixer das faserige Pflanzengrün zuverlässig zerkleinert und die wertvollen Inhaltsstoffe optimal aufschließt. Dies sorgt auch für die einzigartige sämige Konsistenz des Smoothies.

Außerdem brauchst du einen großen Vorrat an reichlich frischem Gemüse, Kräutern und Obst sowie eventuell noch weitere Zutaten.

Idealerweise schreibst du dir vor deinem Einkauf eine Liste, welche Zutaten du für die ersten Tage brauchst. So kannst du entspannt in deine Kur starten!

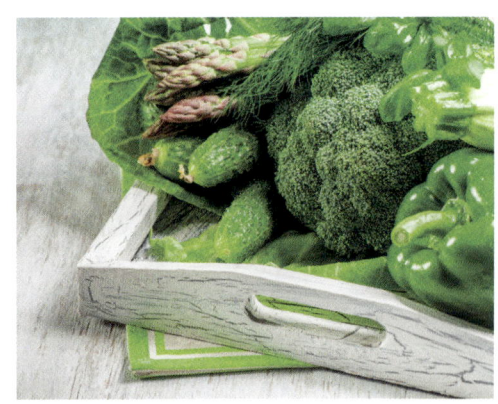

WIE WIRKEN DIE INHALTSSTOFFE?

Für die Detox-Smoothies wird verschiedenes Gemüse und Früchte mit Schale fein püriert. Die geballte Ladung an Vitalstoffen wie Vitaminen, Ballaststoffen und Antioxodantien bleibt so im Smoothie erhalten. Das ist die beste Basis für deine Reinigungskur, denn durch das Mixen werden die gesunden Pflanzenstoffe besser aufgeschlossen und können so deine Entgiftung effektiv unterstützen.

Wer dabei darauf achtet, Gemüse, Kräuter und Obst möglichst in ihrer Saison regional beim Bauern in der Nähe zu kaufen, und importierte Südfrüchte aus fairem Handel in Maßen genießt, leistet auch einen Beitrag für die Umwelt und tut etwas Gutes. Kurze Wege sorgen nicht nur für Frische, sondern auch für einen hohen Nährstoffgehalt.

VITAMINE UND MINERAL-STOFFE – UNENTBEHRLICHE DETOX-HELFER

Lebenswichtige Vitamine sorgen für einen reibungslosen Stoffwechsel. Sie regeln wie und in welchem Maß Kohlenhydrate, Fett und Eiweiß im Körper verwertet werden und Mineralstoffe in die Knochen eingebaut werden. Darüber hinaus sind Vitamine notwendig für den Aufbau körpereigener Enzyme, Hormone, Blutzellen und Gewebe für das Immunsystem. Die lebenswichtigen Nährstoffe müssen regelmäßig ersetzt werden. Der Smoothie sorgt für Vitaminnachschub, da er mit einer abwechslungsreichen Vielfalt an Früchten und Gemüse das breite Spektrum an Vitaminen abdecken kann. So schützt z. B. Vitamin C vor Infekten und stärkt das Bindegewebe. Gute Quellen sind unter anderem Acerola, Gojibeeren, Grünkohl oder Hagebutten.

Die Multitalente **Mineralstoffe** sind besonders wichtig, damit der Körper langfristig gesund und leistungsfähig bleibt. Wie bei den Vitaminen benötigt der Körper sie nur in kleinen Mengen, und doch kann ein geringer Mangel die Gesundheit beeinträchtigen. Mineralstoffe sind unentbehrlich für viele Reaktionen, wie beispielsweise Nerven- und Muskelerregbarkeit, Blutbildung und Sauerstofftransport, Aufbau von Knochen und Zähnen. Eine regelmäßige Zufuhr über den Smoothie unterstützt den Körper. So sorgt z. B. das Muntermacher-Mineral Eisen für einen effektiven Sauerstofftransport im Blut und wirkt so abnehmender Leistungsfähigkeit entgegen. Reichlich Eisen findest du in Grünkohl, Feldsalat oder Spinat sowie in Spirulina und Chlorella.

GESUNDHEITSPOWER AUS DER PFLANZE

Die leuchtend bunten Farben von Obst und Gemüse zeigen die große Vielfalt an sekundären Pflanzenstoffen, die eine große gesundheitsfördernde Wirkung für den Menschen haben. Diese bioaktiven Stoffe stecken vor allem in Fruchtschalen bzw. unmittelbar darunter, sowie in Kernen und Blättern von Obst und Gemüse. Sekundäre Pflanzenstoffe sind natürliche Geschmacks-, Duft- und Farbstoffe sowie Wachstumsregulatoren, die ausschließlich von Pflanzen gebildet werden. Sie beeinflussen Stoffwechselprozesse und wirken antioxidativ. Das heißt, sie hindern sogenannte freie Radikale daran, sich mit anderen Molekülen zu verbinden und so menschliche Zellen zu schädigen. Darüber hinaus können sie das Risiko für Herz-Kreislauf-Erkrankungen und bestimmte Krebsarten senken.

Wichtige bioaktive Stoffe sind:

Carotinoide, die hauptsächlich in gelben und roten Früchten und Gemüsesorten, aber auch in grünem Gemüse vorkommen. Bekannte Vertreter sind **Betacarotin** in Karotten und Spinat und **Lycopin** in Tomaten, sowie **Lutein** in Grünkohl, Brokkoli, Spinat und **Zeaxanthin** in gelbem und orangenen Obst und Gemüse.

Polyphenole sind Farb- und Geschmacksstoffe der Pflanzen, die vor allem in den äußeren Randschichten von Obst und Gemüse liegen und die sich auch in grünen Teeblättern befinden. Die volle positive antioxidative Wirkung entfalten sie im Körper, wenn du die unbehandelte Schale mitisst. Zu den Polyphenolen gehören beispielsweise **Flavonoide**, wie Anthozyane, welche die rote, blaue oder violette Färbung von Obst und Gemüse bewirken.

Um in den vollen gesundheitlichen Nutzen von sekundären Pflanzenstoffen zu kommen, solltest du so oft wie möglich Obst und Gemüse aus Freilandanbau verwenden. Diese lichtverwöhnten Pflanzen versorgen dich mit wesentlich mehr Antioxidantien als Treibhausprodukte.

Detox-Star Chlorophyll

Der grüne Pflanzenfarbstoff ermöglicht die Fotosynthese in Pflanzen und ist somit die Basis für Wachstum. Das Blattgrün unterstützt die Bildung des roten Blutfarbstoffs Hämoglobin und hat eine zellschützende Wirkung. Darüber hinaus soll Chlorophyll eine krebshemmende Wirkung haben. Chlorophyll ist daher ein wesentlicher Grund, warum grüne Smoothies so gesund sind. Je grüner, desto mehr Detox-Power! Das grüne Gold ist reichlich in Brennnessel, Petersilie, Grünkohl, Löwenzahn, Spinat, Brokkoli und Weizengras enthalten.

Gesunde Fette

Die Smoothie-Kur versorgt dich auch mit wertvollen ungesättigten Fettsäuren Omega-3 und Omega-6. Diese äußerst gesunden Fettsäuren finden sich vor allem in Avocado, Nüssen und Samen wie Leinsamen, Hanfsamen oder Chiasamen. Aber auch in grünen Blättern wie Spinat oder Grünkohl.

Sie sorgen dafür, dass dein Körper dauerhaft vital und das Gehirn leistungsfähig bleibt. Darüber hinaus beeinflussen die gesunden Fettsäuren den Cholesterinspiegel positiv und pflegen deine Gefäße. Zudem sind Fette mit ihrem hohen Energiegehalt gute Sattmacher.

Wichtige Ballaststoffe

Wertvolle Ballaststoffe finden sich vorwiegend in den Randschichten und Schalen von Obst und Gemüse. Die unverdaulichen Nahrungsbestandteile sind kein unnötiger Ballast, sondern fördern eine gute Verdauung und unterstützen die Entgiftung. Da sie nicht verarbeitet werden können, aber den Darm gut füllen, sind sie auch prima Sattmacher. Der Smoothie ist eine gute Quelle dafür, denn die reichlich enthaltenen Ballaststoffe von Obst und Gemüse bleiben beim Mixen erhalten. Verwende deshalb unbehandeltes Obst und Gemüse mit Schale.

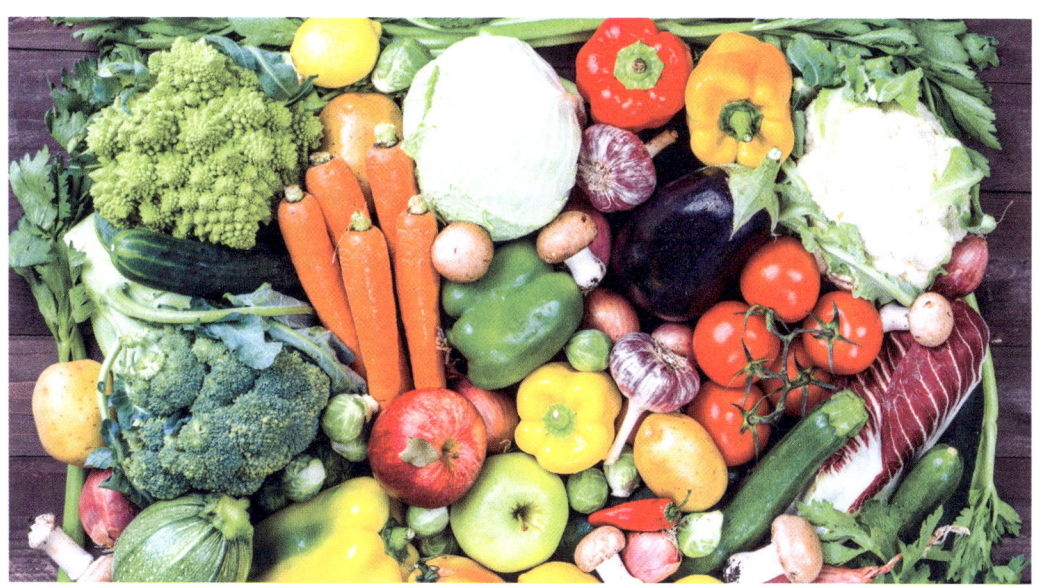

DIE 2-WOCHEN-DETOX-PLÄNE

4-TAGE-TURBO-DETOX

	TAG 1	TAG 2	TAG 3	TAG 4
MORGENS	Green Wash (S. 33)	Springtime (S. 39)	Froschkönig (S. 45)	Green Grass of Home (S.49)
MITTAGS	Spitzenreiter (S.35)	Supergrüner Orangen-Smoothie (S. 41)	Sea Breezer (S. 47)	Cremig peppiger Avocado-Smoothie (S. 51)
ABENDS	Grüner Kohlsmoothie (S. 37)	Halt-mich-fit Smoothie (S. 43)	Gelber Wichtel (S. 55)	Grünes Äpfelchen (S. 53)

7-TAGE-SIMPLY-DETOX

	TAG 1	TAG 2	TAG 3	TAG 4
MORGENS	Red Knight (S. 57)	Orange Delight (S. 61)	Jadedrache (S. 65)	A Radi-Mass (S. 69)
MITTAGS	Erbsensuppe mit Pumpernickel (S. 115)	Kürbissuppe mit Curry und Kokos (S. 117)	Kürbis-Spinat-Dal (S. 119)	Süßkartoffel-Spinat-Pfanne (S. 121)
ABENDS	Green Sour (S. 59)	Pe-Pa-Po (S. 63)	My Darling Clementine (S. 67)	Frau Knolle (S. 77)

	TAG 5	**TAG 6**	**TAG 7**
MORGENS	Eisenkönig (S. 71)	Löwenherz (S. 73)	Sauerpower Smoothie (S. 75)
MITTAGS	Quinoasalat mit geröstetem Gemüse (S. 123)	Avocado-Fenchel-Salat (S. 125)	Zucchinisalat mit Nüssen und Käse (S. 127)
ABENDS	Winterbombe (S. 79)	Greenländer (S. 81)	Datteln im Glück (S. 83)

3-TAGE-AUFBAU

	TAG 1	**TAG 2**	**TAG 3**
MORGENS	Velvet Jewel (S. 129)	Dark Jungle (S. 85)	Pampelino (S. 87)
MITTAGS	Stadtgarten-Salat (S. 129)	Ingwer-Fenchel-Salat mit Melone (S. 133)	Spinatsalat mit Sommerernte (S. 137)
ABENDS	Curry mit Kokos und Cashewkernen (S. 131)	Limette-Avocado-Suppe mit Garnelen (S. 135)	Vegetarisches Quinoa-Chili (S. 139)

PRAXISWISSEN SMOOTHIES

Smoothies sind im Handumdrehen zubereitet und daher besonders praktisch für alle, die wenig Zeit haben und trotzdem eine gesunde Mahlzeit möchten. Verpackt in ein Schraubglas kannst du die Powerdrinks auch unkompliziert mitnehmen. Einfach den „Reset-Knopf" drücken und die Ernährung umstellen fällt mit den grünen Powergetränken besonders leicht.

DIE ZUTATEN

Smoothies werden aus Gemüse und Kräutern, reifen Früchten und Wasser je nach gewünschter Konsistenz gemixt. Grüne Smoothies bestehen hauptsächlich aus grünem Gemüse und Blattgrün.

Nahezu die gesamte Vielfalt der Gemüsearten kann zu einem Smoothie verarbeitet werden. Auch eher nicht alltägliche Zutaten wie Möhrengrün, Blätter von Radieschen, Sellerie, Rote Bete, Fenchel und Kohlrabi dürfen in den Mixer.

Dazu kommen Kräuter wie Petersilie, Sauerampfer, Kerbel, Borretsch oder Dill, die für aromatische Abwechslung sorgen. Auch Wildkräuter wie Brennnessel, Löwenzahn, Giersch oder Portulak eignen sich hervorragend. Kräuter helfen dem Körper besonders wirkungsvoll, sich von gespeicherten Schadstoffen zu trennen. Als Zutaten sind alle Gemüsearten und Kräuter empfehlenswert, die auch sonst roh auf dem Speiseplan stehen könnten.

Um den oft ungewöhnlich bitteren Geschmack der Mischung abzumildern, kannst du Früchte hinzugegeben. Beim Detox-Programm sollte der Fruchtanteil maximal etwa ein Drittel betragen. Der hohe Fruchtzucker- und Kaloriengehalt macht aus dem Smoothie sonst eine Kalorienbombe. Zitronensaft oder -abrieb, Ingwer oder Samen sorgen je nach Geschmack für Abwechslung.

Optimalerweise verwendest du saisonales und regionales Gemüse und Obst aus biologischem Anbau. Diese strotzen besonders vor wertvollen Vitalstoffen und sekundären Pflanzenstoffen. Auch der Reifegrad der Früchte ist wichtig. Nur ganz ausgereifte Früchte enthalten das Optimum an Vitaminen und Mineralstoffen und sind so für jeden gut verdaulich. Nicht zuletzt überzeugt auch der fruchtige Geschmack von reifen Früchten.

RAN AN DEN MIXER!

Für die Zubereitung müssen die Zutaten geputzt, gewaschen und grob zerkleinert werden. Gröbere Bestandteile und Früchte kommen nach unten, feinere wie Blattgrün nach oben. Dann füllst du den Mixbehälter etwas zur Hälfte mit Flüssigkeit auf – Wasser, Milch, Pflanzenmilch oder ungesüßten Tee. Je weniger Flüssigkeit du nimmst, desto fester und cremiger wird der Smoothie.

Sämige Smoothies entstehen auch in einem handelsüblichen Mixer. Um widerstandsfähige Pflanzenfasern besonders gut zu zerkleinern, kann ein Hochleistungsmixer sinnvoll sein. So ein Gerät zerkleinert alle Zutaten mit über 30 000 Umdrehungen pro Minute und erhitzt die Flüssigkeit sogar bei längerem Mixen kaum. Daher bleiben alle wertvollen Inhaltsstoffe erhalten. In der Anschaffung ist ein solcher Mixer allerdings sehr teuer.

FRISCH TRINKEN

Sind die Drinks fertig, solltest du sie möglichst rasch trinken, um den Abbau sauerstoffempfindlicher Nährstoffe zu vermeiden. Reste oder auf Vorrat gemixte Smoothies solltest du auf jeden Fall kühl und lichtgeschützt lagern.

Am besten bereitest du die grünen Getränke immer tageweise zu. Je nach Vorliebe eignet sich dafür der Abend davor oder der jeweilige Morgen. Abgefüllt in Glasflaschen kannst du deinen Smoothie unkompliziert mit ins Büro nehmen und dort im Kühlschrank lagern.

Vorsicht bei Fertigprodukten – diese enthalten oft einen sehr hohen Fruchtanteil, der den Smoothie zu einer ordentlichen Kalorienbombe macht. Der enorme Zuckeranteil wird in hohem Maße in Fett umgewandelt und ist dann auf den Hüften wieder zu finden. Wer seinen Smoothie zu Hause selber macht, kann entscheiden, was in den Mixer wandert. Je höher der Gemüseanteil, umso gesünder und kalorienärmer der Smoothie.

SMOOTHIE-BAUKASTEN

Chia-, Hanf- oder Leinsamen machen deinen Smoothie noch cremiger und sättigender. Außerdem kurbeln sie deine Verdauung an und binden Giftstoffe.

Früchte: Apfel, Birne, Kiwi, Zitrusfrüchte und Beeren machen deinen Smoothie süßer und liefern viele Vitamine und weitere Vitalstoffe. Mango, Banane und Ananas können aufgrund des hohen Fruchtzuckeranteils zur Zuckerfalle werden, daher diese Früchte vorsichtig dosieren.

Frisches **Gemüse** und **Blattgrün**: Am besten eignet sich Blattgemüse wie Spinat, Mangold, Kopfsalat oder die Blätter von Roter Bete und Möhrengrün. Aber auch Zucchini, Staudensellerie oder Gurke passen perfekt in deinen Smoothie – ebenso wie Sprossen. Gemüse ist reich an Vitaminen, Mineralstoffen und sekundären Pflanzenstoffen.

Frische **Kräuter** und **Wildkräuter** peppen nicht nur den Geschmack deines Smoothies auf, sondern enthalten auch ätherische Öle, die sich positiv auf deine Verdauung auswirken.

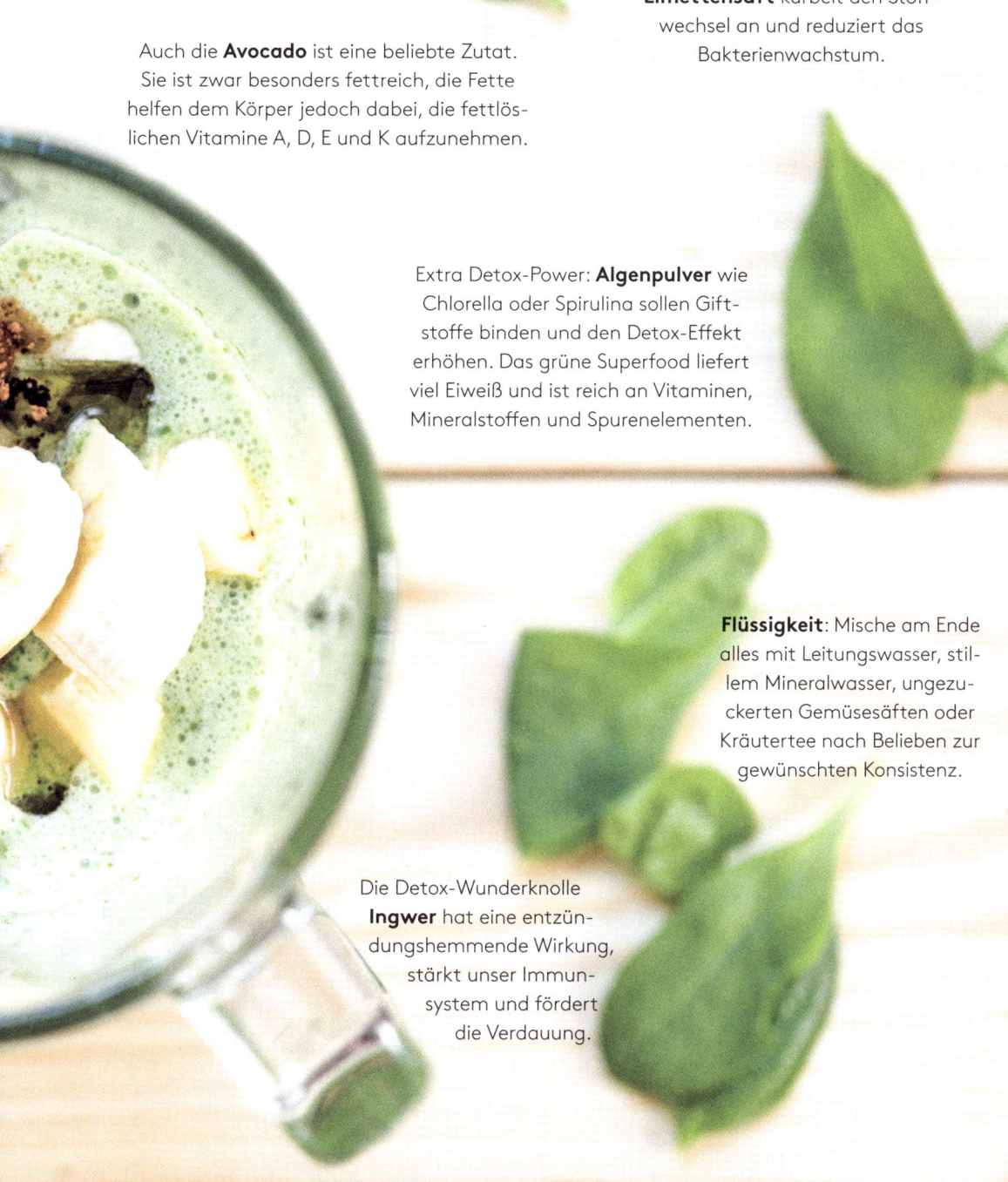

Ein Spritzer **Zitronen- oder Limettensaft** kurbelt den Stoffwechsel an und reduziert das Bakterienwachstum.

Auch die **Avocado** ist eine beliebte Zutat. Sie ist zwar besonders fettreich, die Fette helfen dem Körper jedoch dabei, die fettlöslichen Vitamine A, D, E und K aufzunehmen.

Extra Detox-Power: **Algenpulver** wie Chlorella oder Spirulina sollen Giftstoffe binden und den Detox-Effekt erhöhen. Das grüne Superfood liefert viel Eiweiß und ist reich an Vitaminen, Mineralstoffen und Spurenelementen.

Flüssigkeit: Mische am Ende alles mit Leitungswasser, stillem Mineralwasser, ungezuckerten Gemüsesäften oder Kräutertee nach Belieben zur gewünschten Konsistenz.

Die Detox-Wunderknolle **Ingwer** hat eine entzündungshemmende Wirkung, stärkt unser Immunsystem und fördert die Verdauung.

NACH DER DETOX-KUR

Gratuliere, du hast dich auf die Detox-Kur eingelassen. Du hast deine Leber, deine Niere und deinen Darm entlastet, gepflegt und genährt und das ein oder andere Pfund ist gepurzelt.

Eine Entgiftungskur tut einfach gut, dein Stoffwechsel läuft wieder auf Hochtouren und gibt dir Power. Du fühlst dich leichter und kannst gelassener in den Tag starten. Damit das so bleibt und du nicht in alte Ernährungsmuster zurückfällst, findest du nachfolgend einen einfachen Fahrplan für eine gesunde Ernährung.

Das Geheimnis: Deine tägliche Nahrung sollte so zusammengesetzt sein, dass du alle wichtigen Nährstoffe, die der Körper braucht, in der richtigen Menge erhältst. Alle Lebensmittel sollten eine hohe Nährstoffdichte haben, das heißt, bei relativ wenig Kalorien gleichzeitig viele Nährstoffe liefern. Das macht langfristig satt, lässt Heißhungerattacken keine Chance und schmeichelt deiner Figur.

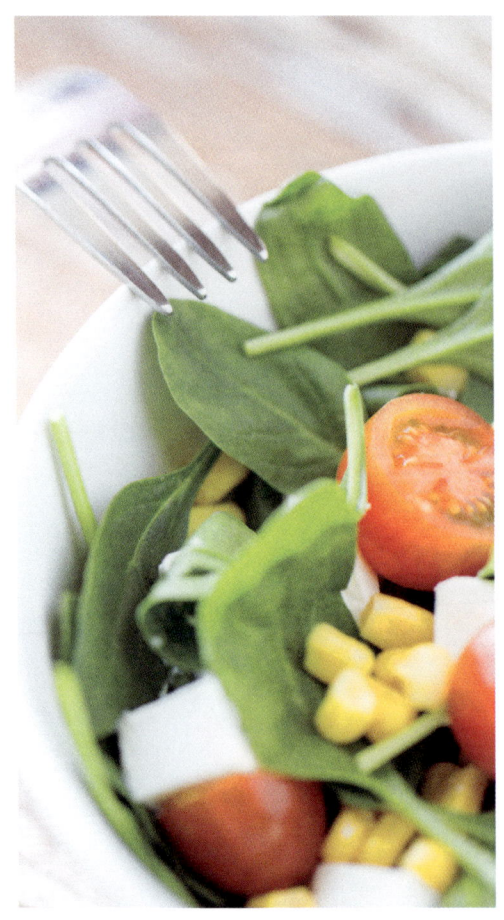

ERNÄHRUNGS-PROGRAMM MIT GENUSSFAKTOR

Sich satt essen, dabei das Gewicht halten und deinen Körper wirkungsvoll von innen pflegen ist daher ganz einfach:

Frisches Obst und Gemüse so viel du willst. Beeren, Möhren, Tomaten – Obst und Gemüse sind das wahre Nährstoff-Superfood. Bunte knackige Früchtchen enthalten nicht nur wertvolle Vitamine und Mineralstoffe sowie zellschützende Antioxidantien. Obendrein trumpfen frisches Obst und Gemüse mit sattmachenden Ballaststoffen auf und liefern gleichzeitig wenig Kalorien.

Dazu gibt es Getreide, am besten vollwertiges, und Hülsenfrüchte, die liefern reichlich Ballaststoffe und pflanzliches Eiweiß. Leichtes Geflügel und Meeresfisch sorgen für herzgesunde Omega-3-Fettsäuren und ebenfalls für hochwertiges Eiweiß. Auch fettarme Milchprodukte wie Käse und Joghurt stehen auf dem Speiseplan. Gesundes Eiweiß fördert die Muskelbildung und Fettverbrennung und ist der

Grundbaustoff von Haaren, Haut und Nägeln. Nimm in Maßen hochwertiges Fett wie Olivenöl, Rapsöl oder Hanföl sowie Nüsse und Samen zu dir. Sie sind unverzichtbar für Herz, Gefäße und die Gehirnfunktion. Mit vielen frischen Kräutern sorgst du für eine gesunde und aromatische Würze und versorgst deinen Körper zusätzlich mit zellschützenden und lebenswichtigen Antioxidantien.

Wenn du dich gesund und ausgewogen ernährst, kannst du dein Idealgewicht am leichtesten halten. Die beste Methode abzunehmen ist, den Fettanteil und die Kalorien der Mahlzeiten auf ein sinnvolles Maß zu reduzieren und gleichzeitig den Kalorienverbrauch sowie die Fettverbrennung durch viel Bewegung zu erhöhen.

Wenn du deinen Tagesplan zusammenstellst, dann achte auf Abwechslung und vermeide „leere Kalorien" in Form von Süßigkeiten, Knabbereien, Fast Food und gezuckerten Getränken.

> Über das Jahr verteilt kannst du nach Bedarf immer wieder einmal einen reinen Smoothie-Tag einlegen, er aktiviert den Stoffwechsel kurzfristig, aber nachhaltig.

GESUND SNACKEN

Wenn du zu Heißhunger neigst, solltest du deine Mahlzeiten regelmäßig über den Tag verteilen und auf reichlich Ballaststoffe achten. Diese sind vor allem in Vollkornprodukten, Hülsenfrüchten, Obst und Gemüse enthalten. Dabei solltest du viel trinken, wie z. B. aromatisiertes Wasser (siehe „Wasser und Tees" Seite 90–111), grünen Tee oder Mineralwasser, damit die Ballaststoffe quellen können und für eine gute Sättigung sorgen.

Wenn sich der berühmte kleine Hunger trotzdem zwischendurch meldet, kein Problem! Jetzt solltest du einen gesunden Snack zur Hand haben, bevor der Heißhunger überhandnimmt und du in die Kalorienfalle tappst.

Gesunde Power-Snacks sind kalorienarm und versorgen dich mit ausreichend Energie. So bist du gewappnet für das Nachmittagstief und kommst fit durch den restlichen Tag. Nimm dir Zeit beim Essen und genieße den Snack, damit das Sättigungsgefühl einsetzen kann. Denn auch gesunde Snacks können irgendwann für ein Zuviel auf der Waage sorgen.

SNACKIDEEN:

- Gemüsesticks wie Gurke, Paprika oder Möhre

- 1 Apfel oder 1 Birne

- 1 grüner Smoothie (mehr Gemüse als Früchte)

- 1 Becher Naturjoghurt, nach Belieben mit 1 Handvoll Beeren

- 1 Handvoll Nüsse

- Reis- oder Maiswaffeln mit Hüttenkäse

DEN JO-JO-EFFEKT VERMEIDEN

Sobald das Wunschgewicht erreicht ist, kehren viele wieder zu ihren ursprünglichen Essgewohnheiten zurück. Das ist das Startzeichen für den Körper, die vermissten Nährstoffe zurückzuholen und für spätere Notzeiten zu speichern. Das Gewicht schnellt blitzschnell nach oben. Bei häufigen Diäten ergibt sich so ein ständiges Auf und Ab an Gewicht – der Jo-Jo-Effekt lässt grüßen. Mit der Detox-Kur kannst du deinen Körper gezielt entlasten und entgiften und legst so den Grundstein für eine bewusstere Ernährung.

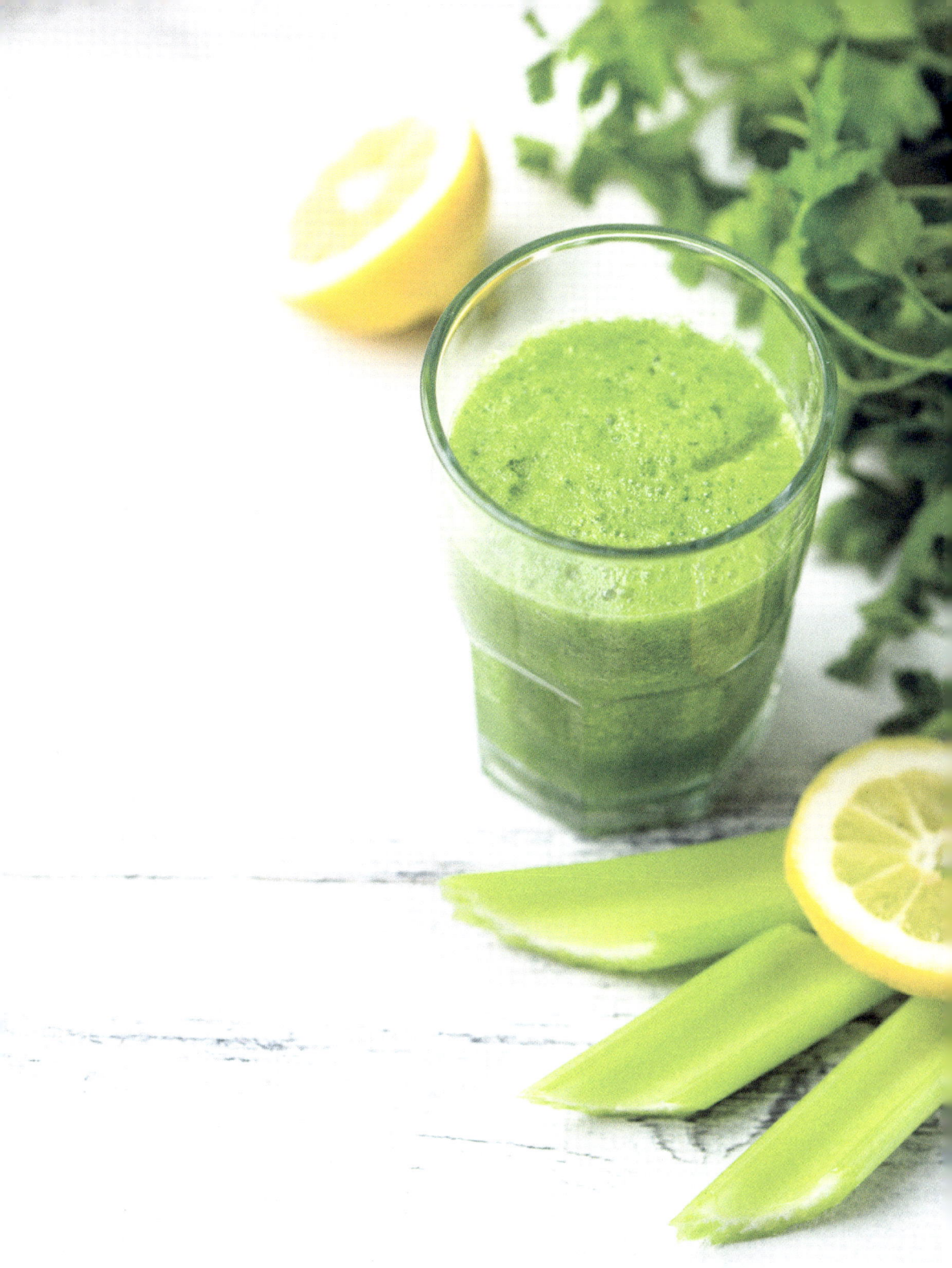

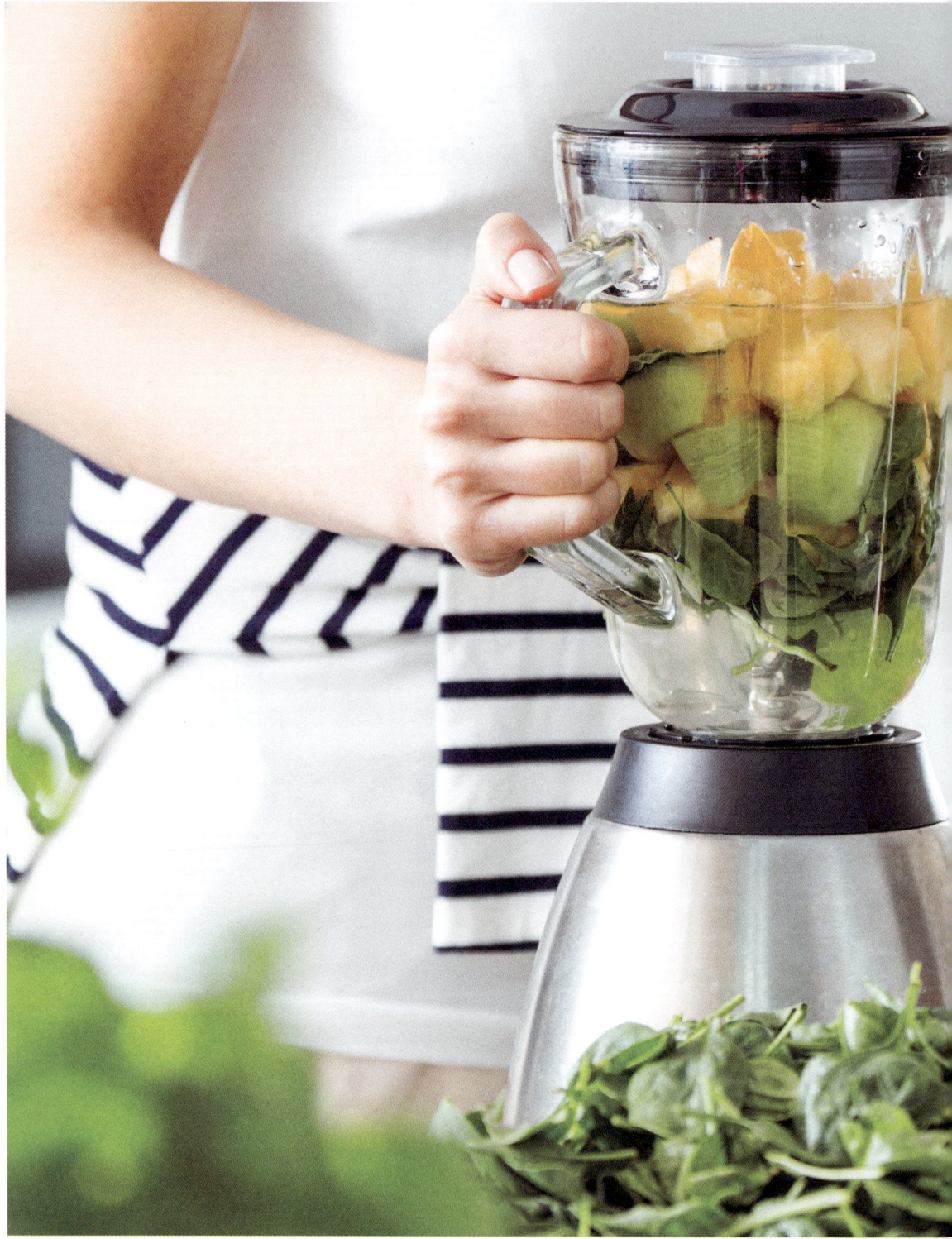

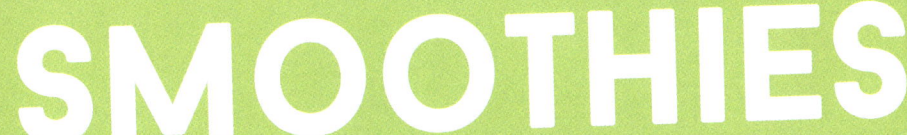

SMOOTHIES

Viele Detox-Smoothies erkennt man bereits an ihrer Farbe:
In grünen Smoothies mit reichlich grünem (Blatt)Gemüse und
Kräutern steckt vor allem jede Menge gesundes Chlorophyll.

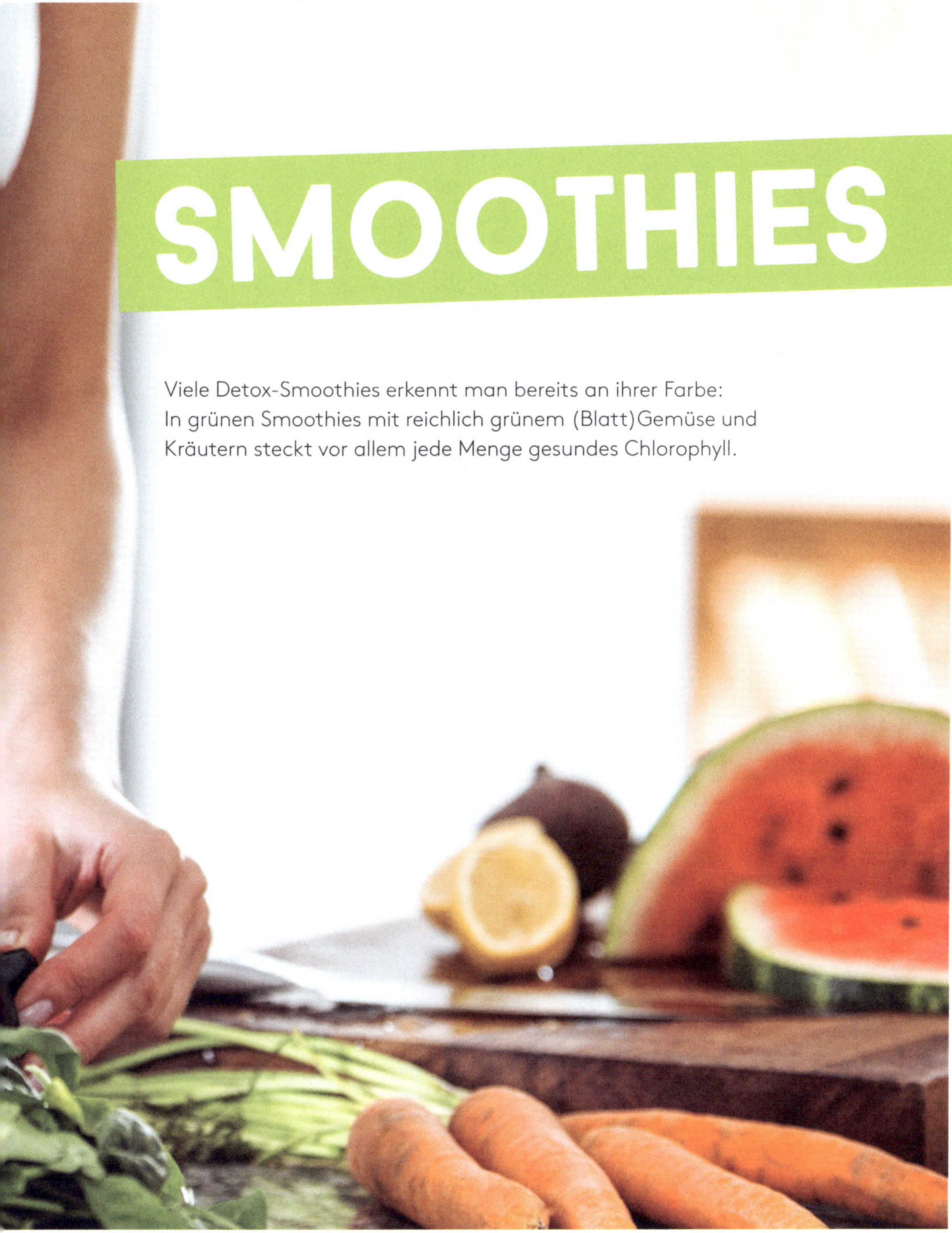

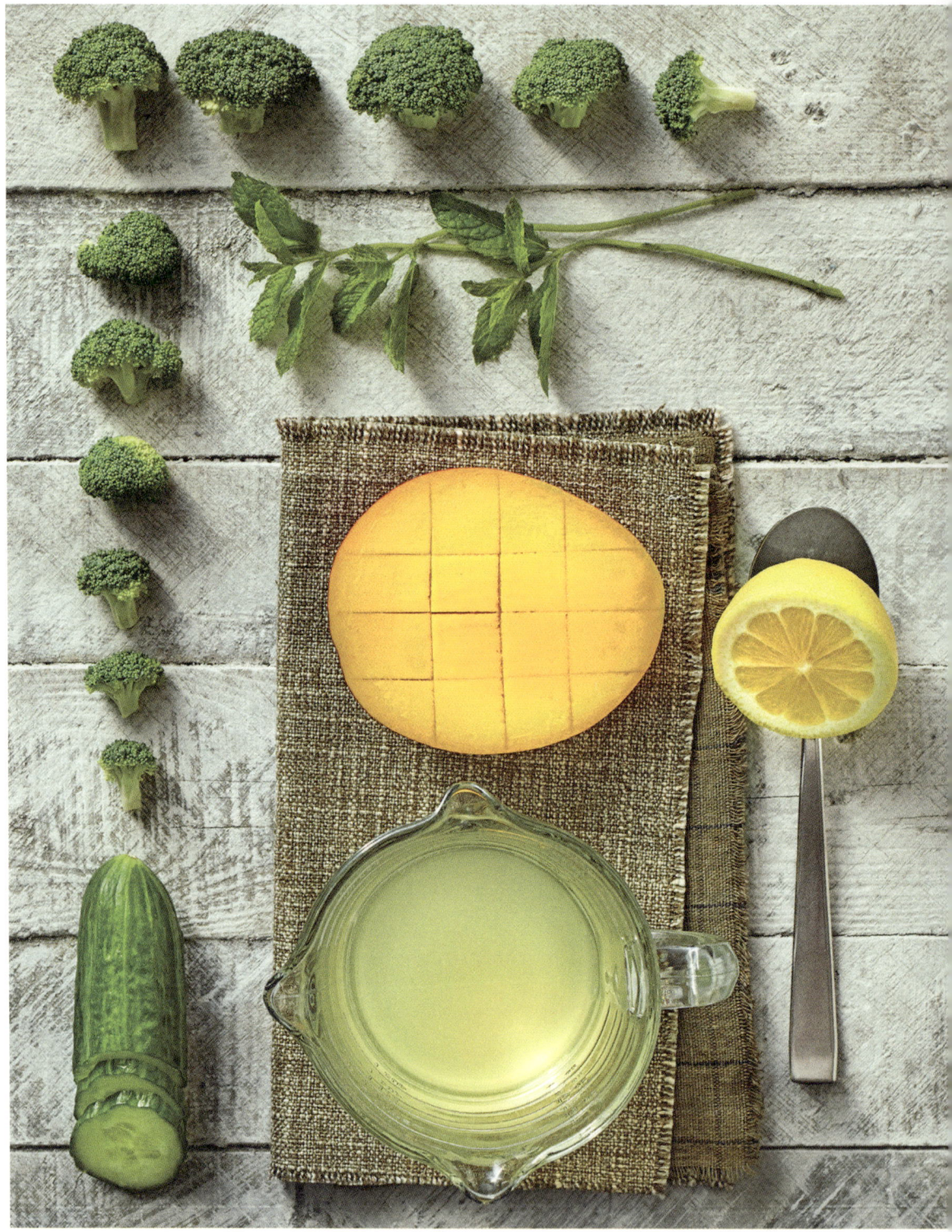

GREEN WASH

Cremig und sanft, aber mit viel Wumms! Dieser Smoothie ist ideal für Einsteiger, die eine Mahlzeit ersetzen möchten oder auf der Suche nach einem sättigenden Frühstücksdrink sind.

ZUTATEN

60 g Brokkoliröschen

3 Stängel Minze

80 g Gurke

½ kleine Mango (ca. 180 g)

2–3 EL frisch gepresster Zitronensaft

200 ml Kokoswasser

ZUBEREITUNG

1 Die Brokkoliröschen und die Minze waschen und trocken schütteln. Minzeblätter von den Stielen zupfen. Die Gurke ebenfalls waschen und grob zerkleinern. Die Mango schälen, vom Kern befreien und klein würfeln.

2 Alle Zutaten im Mixer fein pürieren und in einem Glas servieren.

GESUNDHEIT +

Alles muss raus:
Brokkoli hilft dabei, Gurke und Kokoswasser versorgen dich gleichzeitig mit reichlich Mineralstoffen, die durch den Flüssigkeitsverlust entstehen können, und sorgen für straffe, rosige Haut.

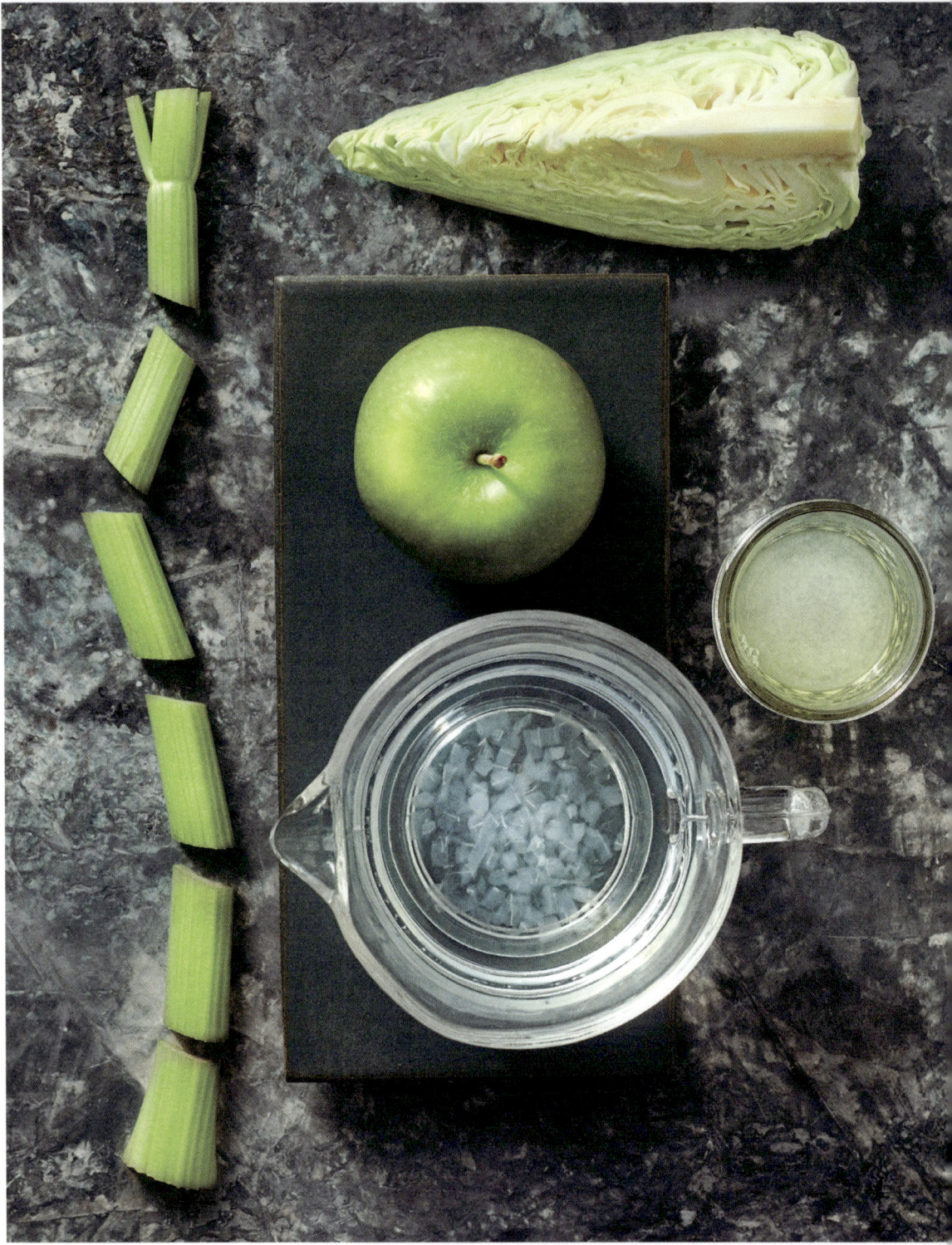

SPITZENREITER

Einfach spitze für einen sanften Detox-Einstieg:
Der zarte Frühlingskohl regt Darm und Verdauung
schonend an und Aloe vera wirkt regenerierend
auf eine angeschlagene Darmflora.

ZUTATEN

1 Stange Staudensellerie

100 g zarter Spitzkohl

1 kleiner grüner Apfel

2 EL frisch gepresster Zitronensaft

250 ml Aloe-vera-Saft

ZUBEREITUNG

1 Den Staudensellerie putzen und waschen, den Spitzkohl waschen. Staudensellerie und Spitzkohl grob
zerkleinern. Den Apfel ebenfalls waschen, halbieren,
vom Kerngehäuse befreien und grob würfeln.

2 Alle Zutaten im Mixer fein pürieren und in einem
Glas servieren.

GESUNDHEIT +

Aloe vera fördert durch seine
wertvollen Inhaltsstoffe Gesundheit und Schönheit. Etwa in
Form von Spurenelementen wie
Zink und Selen oder durch den
sekundären Pflanzenwirkstoff
Acemannan, der die Haut
strafft und das Immun-
system stärkt.

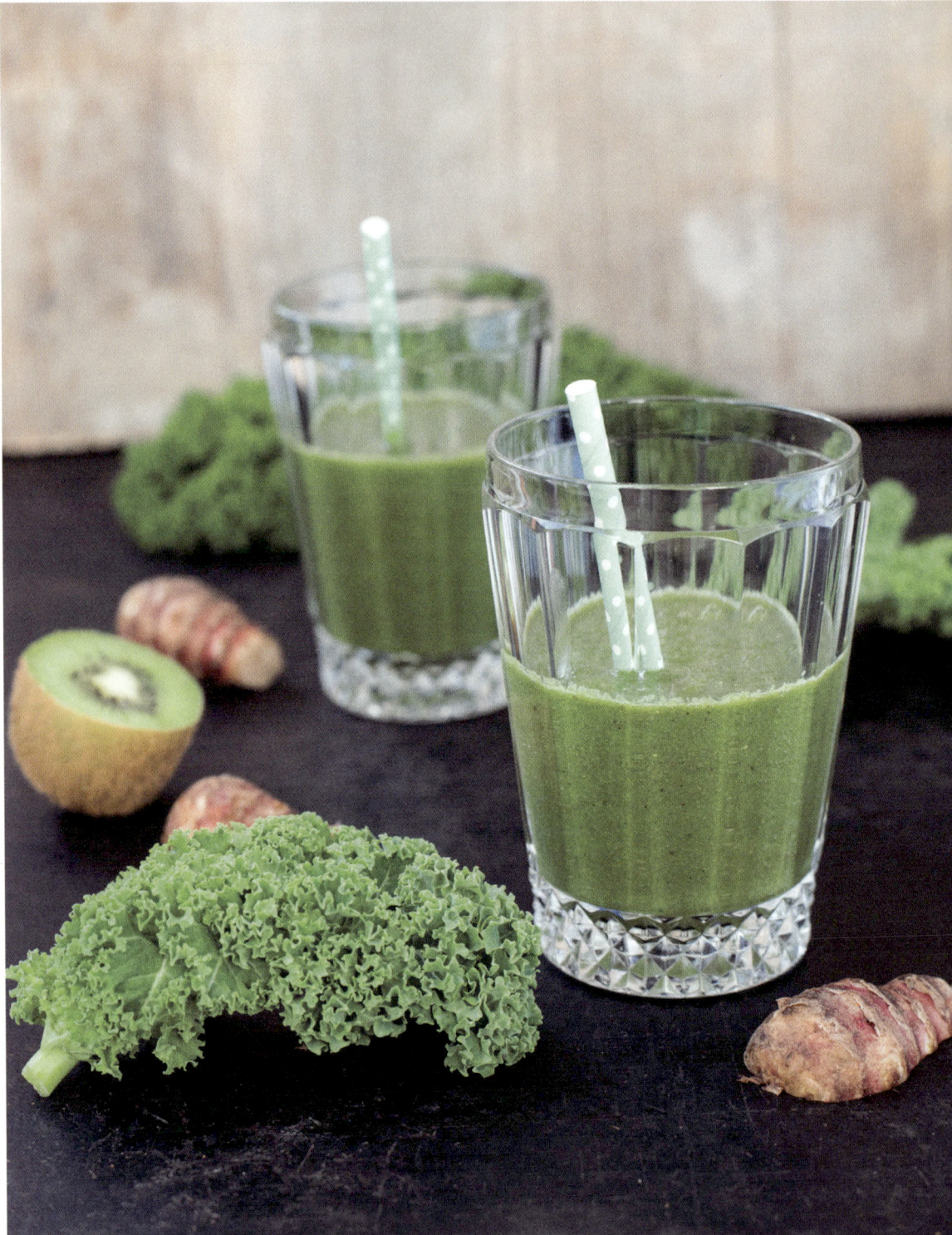

GRÜNER KOHL-SMOOTHIE

Topinambur, die bräunlich knorrige Wurzelknolle, enthält den wasserlöslichen Ballaststoff Inulin, was ihn besonders interessant für Diabetiker macht.

ZUTATEN

1 Blatt Grünkohl (50–80 g)

1 kleines Stück Ingwer

½ Kiwi

1 Knolle Topinambur

250 ml Apfeldirektsaft (oder frisch gepresst aus ca. 3 Äpfeln)

ZUBEREITUNG

1 Den Grünkohl putzen, waschen und grob klein schneiden Ingwer ebenfalls waschen, schälen und quer zur Faser in 2–3 Stücke schneiden. Die Kiwi schälen und vierteln. Topinambur waschen, schälen und grob zerteilen.

2 Alle Zutaten im Mixer fein pürieren und sofort servieren.

GESUNDHEIT ✚

Grünkohl schmeckt süßlich-herb und strotzt nur so von Vitalstoffen: Er ist reich an Vitaminen, allen voran Vitamin C, liefert wichtige Mineralstoffe und enthält besonders viele Antioxidantien, was ihn zum Winter-Power-Gemüse Nummer eins macht.

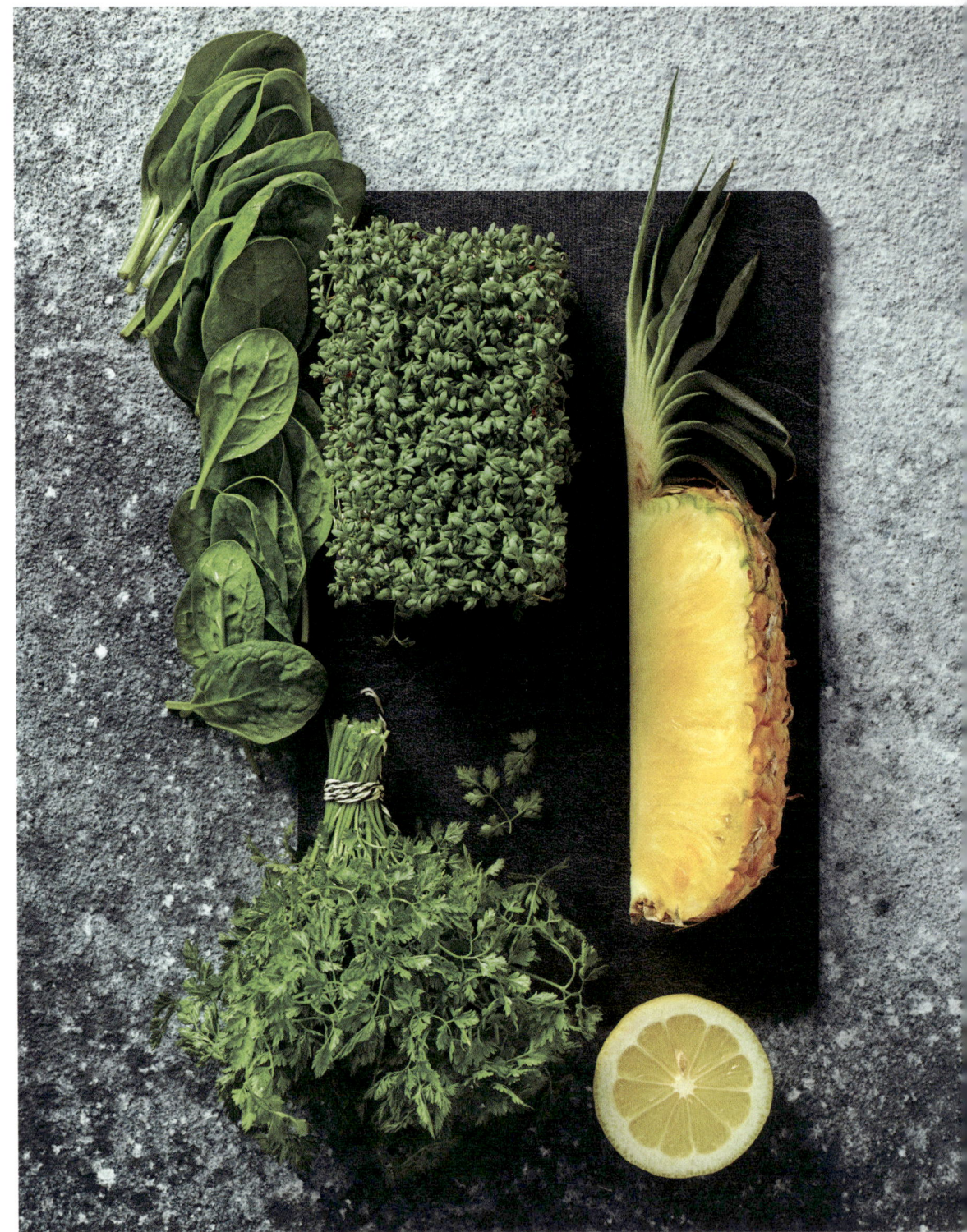

SPRINGTIME

Eine Wohltat für die Abwehrkräfte! Und die gute Kombi mit jeder Menge Vitamin C hilft, das im Spinat enthaltene Eisen optimal aufzuschließen. Zudem ist Ananas ein natürlicher Fatburner.

ZUTATEN

1 Handvoll Spinat (60 g)

1 Handvoll Kerbel (12 g)

1 Kästchen Kresse

150 g Ananas

2–3 EL frisch gepresster Zitronensaft

ZUBEREITUNG

1 Den Spinat und Kerbel waschen und trocken schütteln. Die Kresse waschen und vom Beet schneiden. Die Ananas schälen und klein würfeln.

2 Alle Zutaten mit 100 ml Wasser im Mixer fein pürieren und in einem Glas servieren.

GESUNDHEIT ✚

Frische grüne Kräuter vertreiben Frühjahrsmüdigkeit und machen schlank. Damit man satt ist und die Pfunde purzeln können, gibt's noch eine Extraportion Spinat – die beugt Heißhungerattacken vor.

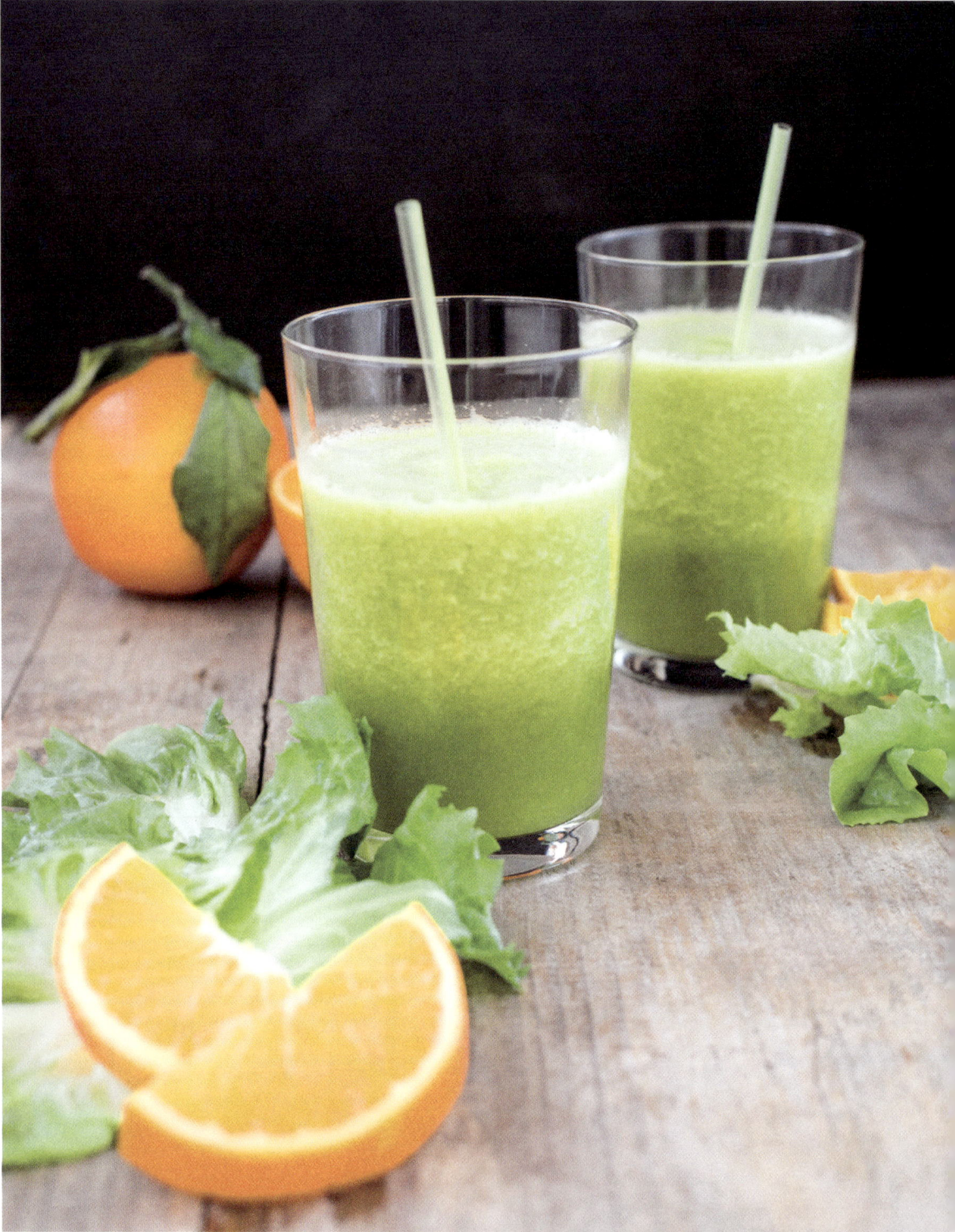

SUPERGRÜNER ORANGEN-SMOOTHIE

Endiviensalat ist ein beliebter Herbst- und Winter-salat und schmeckt leicht bitter. Aber genau diese Bitterstoffe machen ihn so wertvoll.

ZUTATEN

¼ Fenchelknolle

3 Endivienblätter

1 Orange

1 EL Sanddorn Muttersaft

125 ml Wasser

ZUBEREITUNG

1 Den Fenchel putzen, waschen und in grobe Streifen schneiden. Den Salat verlesen, waschen und grob klein schneiden. Die Orange mitsamt der weißen Haut schälen und vierteln.

2 Alle Zutaten im Mixer fein pürieren, auf ein Glas verteilen und sofort servieren.

GESUNDHEIT +

Fenchel punktet mit viel Vitamin C, zudem regt er die Verdauung an, entspannt den Darm und unter-stützt die Ausscheidung von Giften über Niere und Darm. Bitterstoffe im Endiviensalat helfen beim Detoxen.

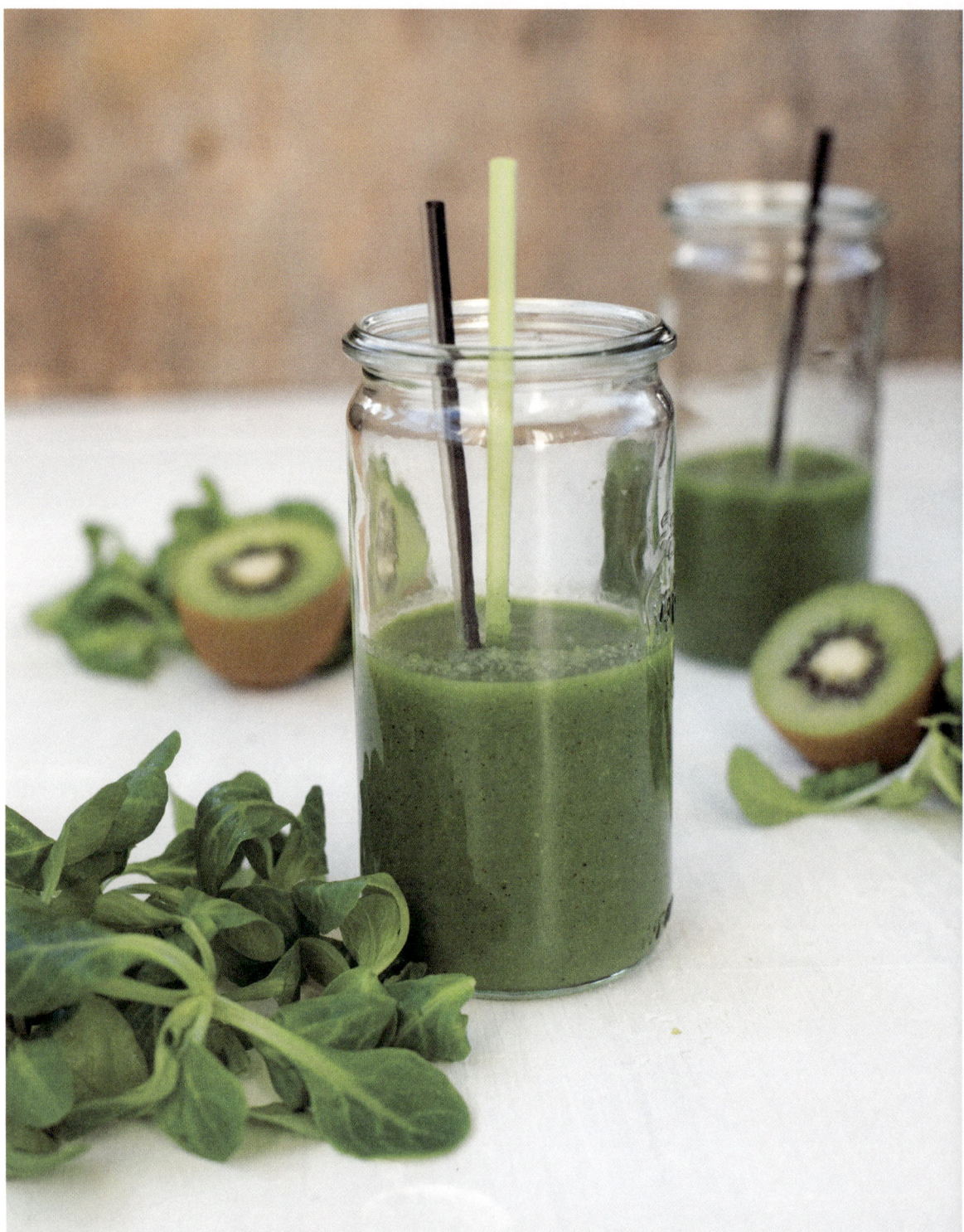

HALT-MICH-FIT-SMOOTHIE

Dieser supercremige grüne Smoothie hält, was er verspricht! Mit extraviel Vitamin C, Chlorophyll und Mineralstoffen bringt er dich perfekt durch die Detox-Kur!

ZUTATEN

1 Handvoll Feldsalat

1 Kiwi

200 ml Birnensaft (Direktsaft oder aus 2–3 Birnen frisch gepresst)

1–2 EL Sanddorn Muttersaft

ZUBEREITUNG

1 Den Feldsalat verlesen, putzen und waschen. Die Kiwi schälen und in grobe Stücke schneiden.

2 Alle Zutaten im Mixer fein pürieren, und sofort servieren.

GESUNDHEIT +

Die Avocado ist reich an ungesättigten Fättsäuren, Vitamin E und Biotin, unterstützt die regeneration der Haut und das umgebende Bindegewebe. Zusätzlich senkt sie trotz ihres hohen Fettgehalts den Cholesterinspiegel.

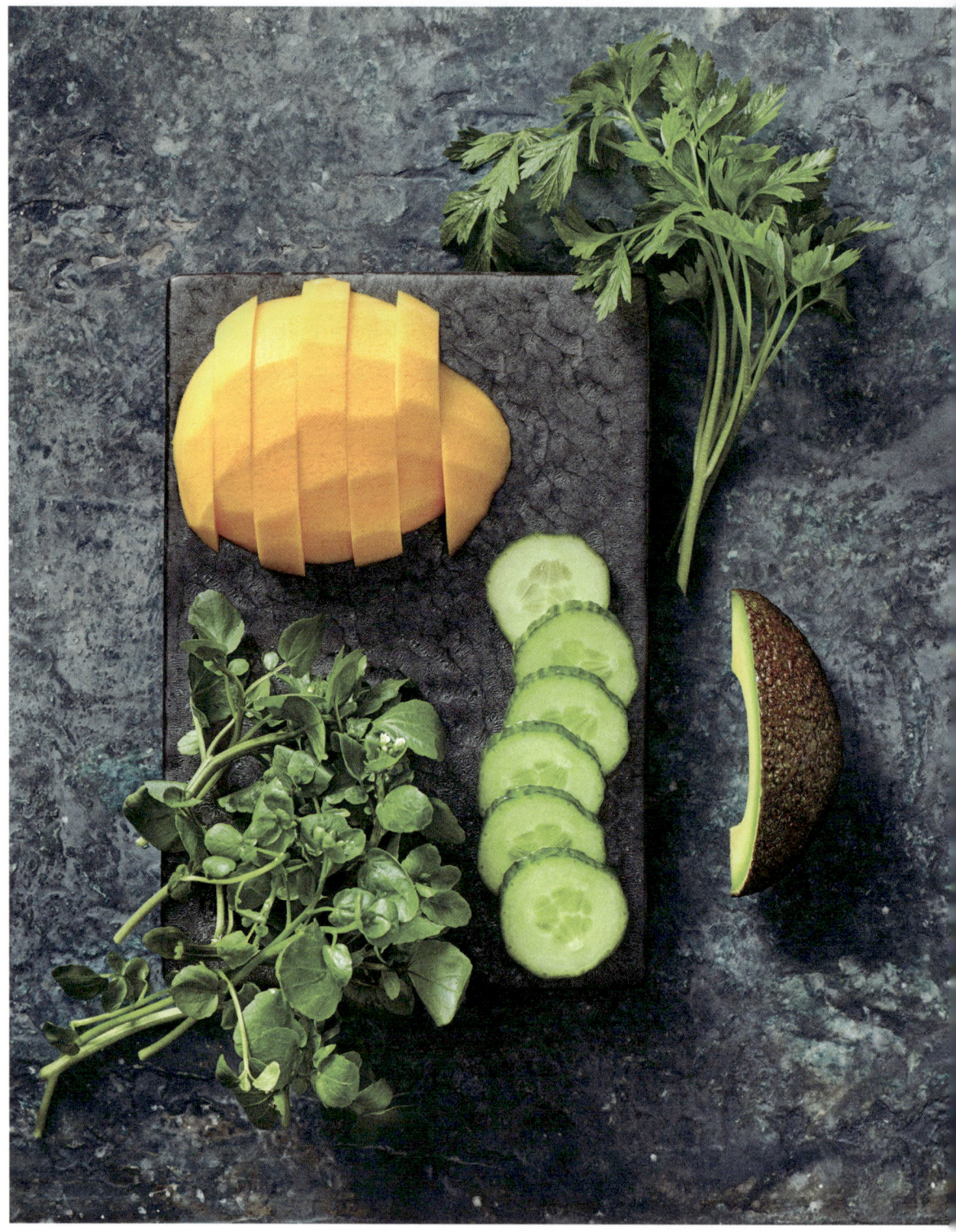

FROSCHKÖNIG

Dieser exotische grüne Smoothie mit Mango und Avocado weckt auf und belebt Körper und Geist.

ZUTATEN

150 g Mango

⅓ Avocado

25 g Brunnenkresse

5 g Petersilie

60 g Gurke

ZUBEREITUNG

1 Die Mango und Avocado jeweils schälen und vom Kern befreien. Brunnenkresse und Petersilie waschen, trocken schütteln und die Blättchen von den Stielen zupfen. Die Gurke waschen. Alles grob zerkleinern.

2 Alle Zutaten mit 300 ml Wasser im Mixer fein pürieren und in einem Glas servieren.

GESUNDHEIT +

Brunnenkresse verdrängt King Kale vom Superfood-Thron: Das scharfe Kraut verfügt aber nicht nur über die höchste Nährstoffdichte. Es wirkt sogar gegen giftige Stoffe wie Nikotin – also ein Muss für alle Raucher.

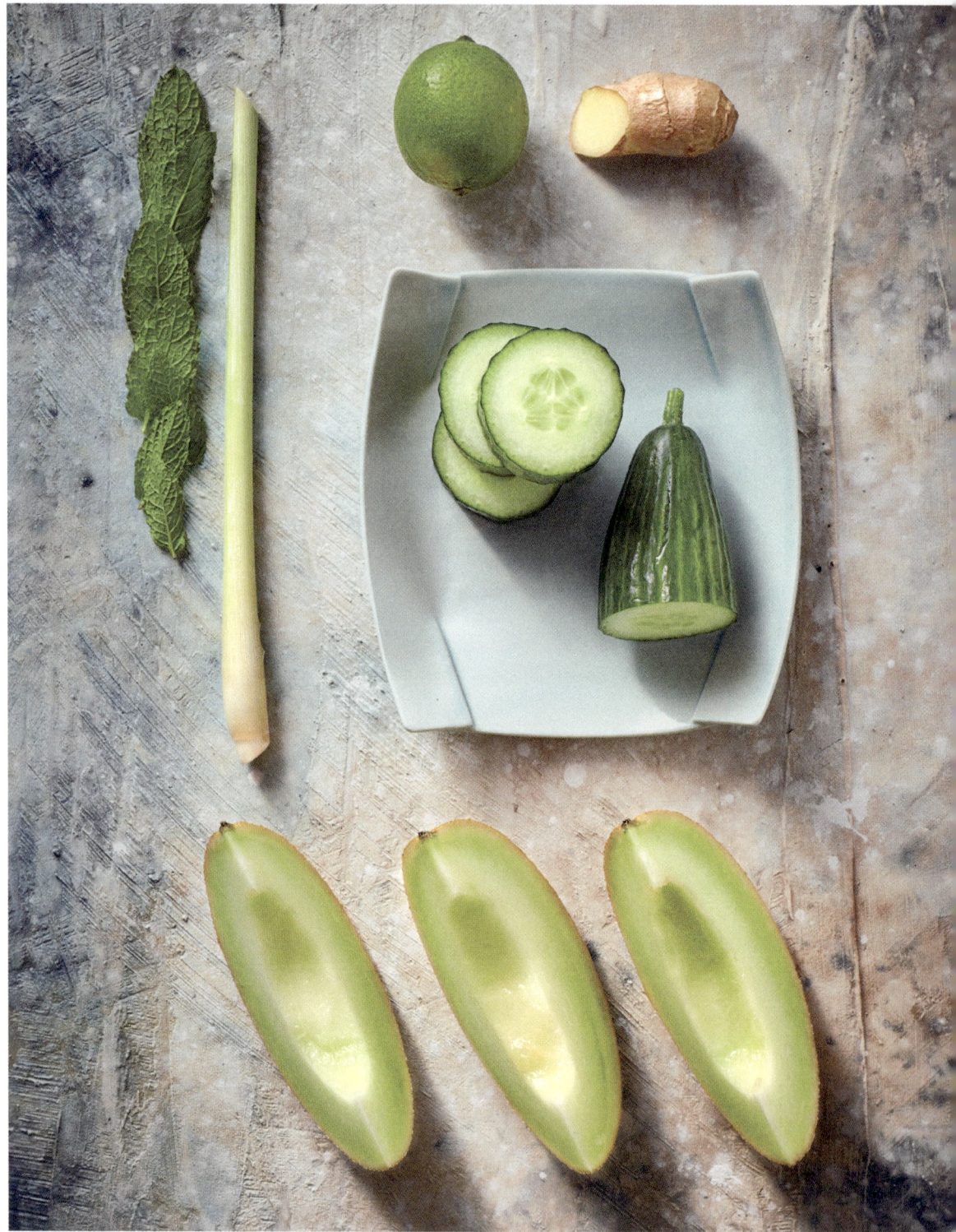

SEA BREEZER

Der Mix aus Gemüse, Obst und Kräutern und die leichte Schärfe des Ingwers machen diesen Smoothie zu etwas ganz Besonderem und er liefert darüber hinaus wertvolle Inhaltsstoffe.

ZUTATEN

1 Stängel Minze

200 g Gurke

500 g Netz- oder Galia-Melone

1 Stück Ingwer (15 g)

Saft von ½ Limette

ZUBEREITUNG

1 Die Minze waschen, trocken schütteln und die Blättchen von den Stielen zupfen. Die Gurke ebenfalls waschen. Die Melone schälen und von den Kernen befreien. Den Ingwer waschen und nach Belieben schälen. Alles grob zerkleinern.

2 Alle Zutaten im Mixer fein pürieren und in einem Glas servieren.

GESUNDHEIT ✚

Ingwer kann Schmerzen vertreiben und Entzündungen lindern. Mit seinen Scharfstoffen ist er quasi ein natürliches Schmerzmittel. Zudem bringt die Schärfe die Verdauungsorgane auf Trab und ist ein effektiver Bakterien-Bekämpfer.

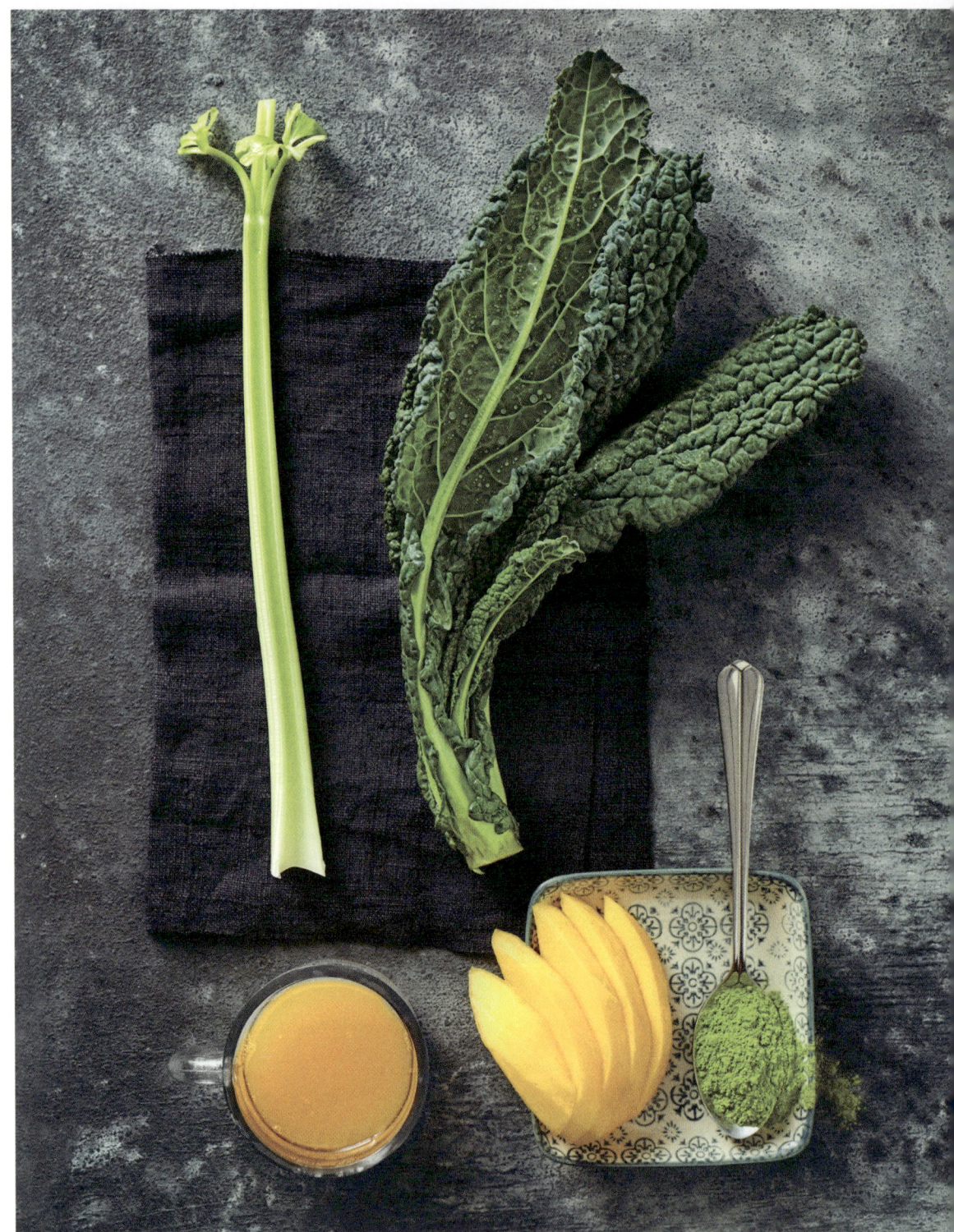

GREEN GRASS OF HOME

Gerstengras gehört zu den basischen Lebensmitteln und ist weithin für seinen Reichtum an Vitalstoffen bekannt.

ZUTATEN

1 Stange Staudensellerie

60 g Schwarzkohl

100 g Mango

Saft von **3–4** Orangen

1 EL Gerstengraspulver

ZUBEREITUNG

1 Den Staudensellerie putzen und waschen, den Schwarzkohl ebenfalls waschen. Die Mango schälen und vom Kern befreien. Alles grob würfeln.

2 Alle Zutaten im Mixer fein pürieren und in einem Glas servieren.

GESUNDHEIT ✚

Gerstengras in frischer oder pulverisierter Form hilft, den Säure-Basen-Haushalt auszugleichen, und gibt Haut und Bindegewebe neue Spannkraft. Schwarzkohl unterstützt die Reinigung mit reichlich Vitamin C.

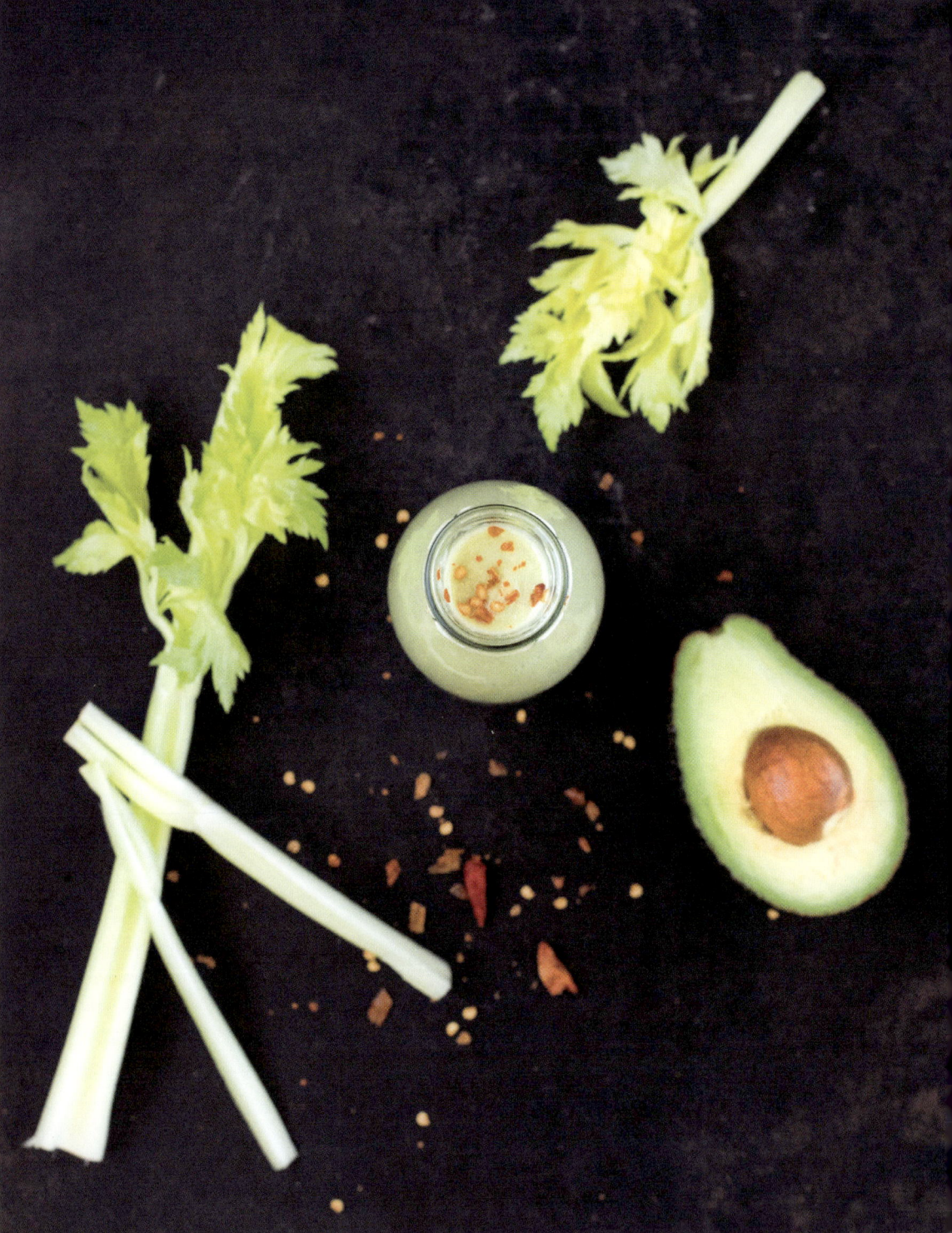

CREMIG-PEPPIGER AVOCADO-SMOOTHIE

Avocado macht diesen Smoothie so richtig „smooth" – dabei liefern der saftige Apfel und der zarte Staudensellerie den perfekten Aromenmix!

ZUTATEN

1 Apfel

2 Stangen Staudensellerie

½ Avocado

250 ml Wasser

ein paar Spritzer grüner Tabasco, nach Belieben

ZUBEREITUNG

1 Den Apfel waschen, vierteln und Kerngehäuse entfernen. Staudensellerie putzen, waschen und grob klein schneiden. Die Avocado ohne Kern aus der Schale löffeln.

2 Alle Zutaten im Mixer fein pürieren und sofort in einem Glas genießen.

GESUNDHEIT +

„An apple a day keeps the doctor away." Äpfel bieten jedoch mehr als eine knackige Krankheitsprävention. Sie enthalten die Fettkiller Vitamin C und Magnesium, sind reich an Antioxidantien und Flavonoiden. Der hohe Gehalt an Pektin fördert die Verdauung.

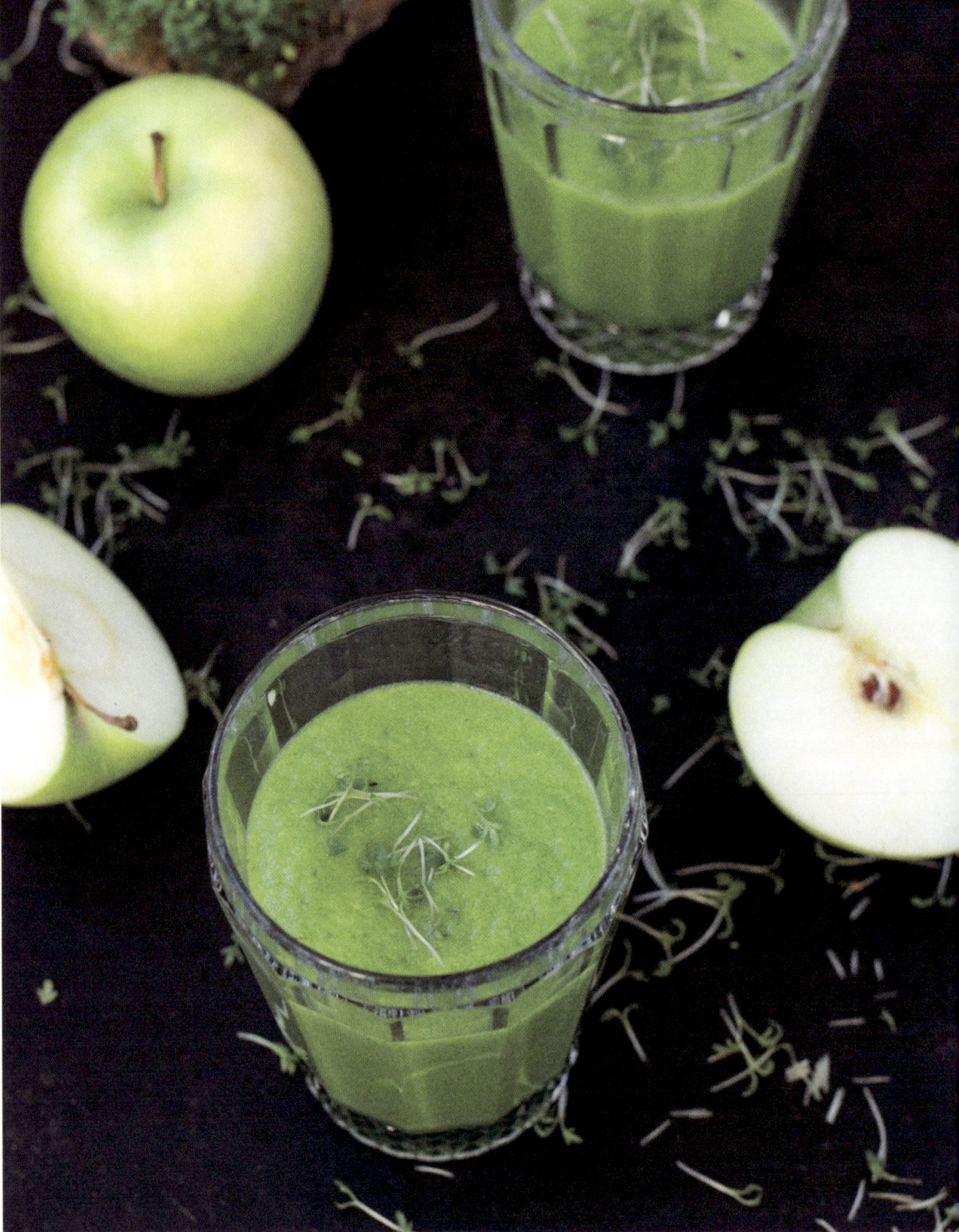

GRÜNES ÄPFELCHEN

Frisch und knackig, so sind Kresse, Salat und Kohlrabigrün in der Frühlingszeit – besonders dann
strotzen sie auch von Aroma und Saftigkeit! Statt
Wasser kann man hier Wasserkefir verwenden.

ZUTATEN

½ **Kästchen** Kresse

½ **Handvoll** Salat
(z. B. frischer Kopfsalat)

½ **Handvoll** Kohlrabigrün

1 Apfel

125 ml Wasser

ZUBEREITUNG

1 Die Kresse abschneiden und eventuell waschen. Die
Salatblätter und das Kohlrabigrün putzen, waschen
und grob klein schneiden. Den Apfel waschen, halbieren, vierteln und Kerngehäuse entfernen.

2 Alle Zutaten in einen Mixer geben und fein pürieren.
Den Smoothie sofort servieren.

GESUNDHEIT ✚

Äpfel liefern unzählige Bio-
aktivstoffe und neutralisieren
aufgrund ihres hohen Pektin-
gehalts Schadstoffe. Mit ihrem
hohen Vitamin-C-Gehalt unterstützen sie das Immunsystem.
Am besten saure Sorten
wählen.

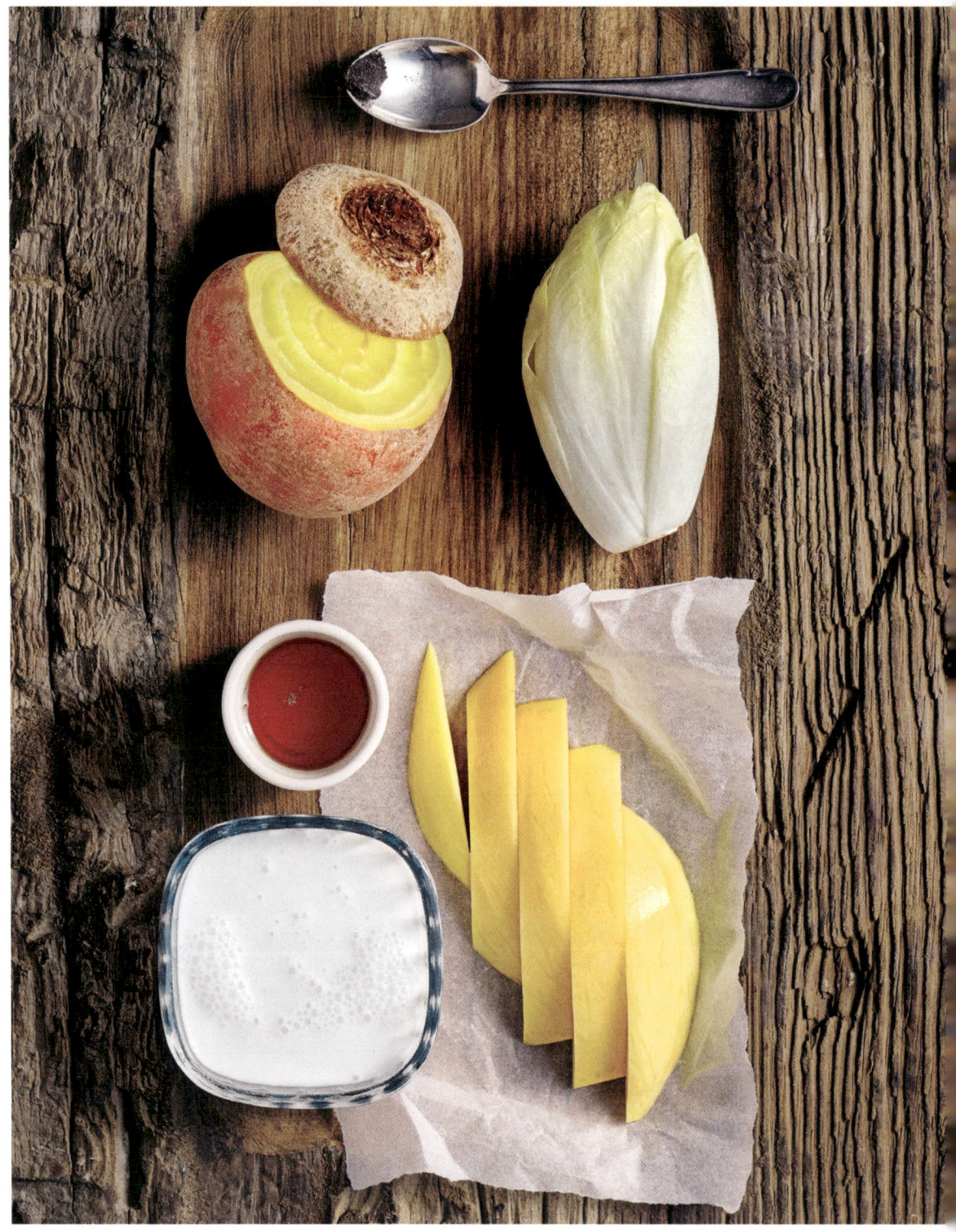

GELBER WICHTEL

Die Mango ist voller Vitamine, energetisierend und in Indien seit jeher als „göttliche Frucht" bekannt. In Kombination mit gelber Bete und Chicorée ergibt sich ein ungewöhnliches Geschmackserlebnis.

ZUTATEN

1 Gelbe Bete (50 g)

1 kleiner Chicorée (60 g)

½ Mango (100 g)

250 ml Kokosdrink

Mark von ½ Vanilleschote

ZUBEREITUNG

1 Die Bete waschen, nach Belieben schälen und grob würfeln. Den Chicorée waschen, putzen und klein schneiden. Die Mango schälen, vom Kern befreien und klein würfeln.

2 Alle Zutaten im Mixer fein pürieren und in einem Glas servieren.

GESUNDHEIT +

Gelb, aber oho:
Ein kleines bisschen Wintergemüse im Glas kann Großes für die Abwehrkräfte leisten – nicht zuletzt in Kombi mit Mango. Die Tropenfrucht stärkt mit Vitamin C und Provitamin A das Immunsystem.

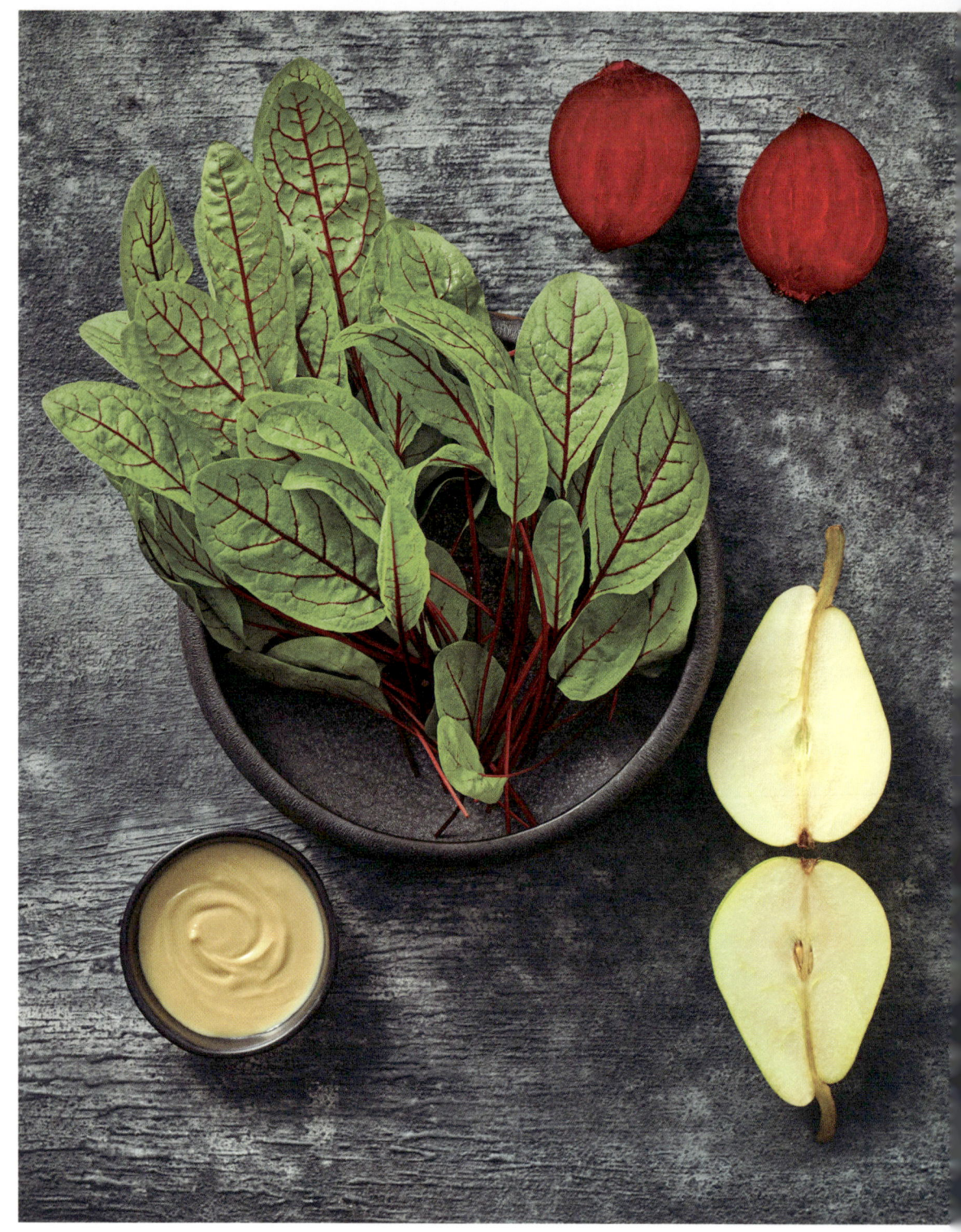

RED KNIGHT

Sauerampfer wächst auf feuchten Wiesen und bietet Frühlingsfitness pur. Mit seinem limettensäuerlichen Geschmack gibt er diesem Drink das perfekte Aroma.

ZUTATEN

20 g rotstieliger Sauerampfer

1 Rote Bete

1 kleine Birne (150 g)

1 EL weißes Mandelmus

ZUBEREITUNG

1 Den Sauerampfer waschen und trocken schütteln. Die Rote Bete gründlich waschen und klein würfeln. Die Birne waschen, vom Kerngehäuse befreien und grob würfeln.

2 Alle Zutaten mit 180 ml Wasser im Mixer fein pürieren und in einem Glas servieren.

GESUNDHEIT +

Sauerampfer regt Blut- und Blasenreinigung an, und Rote Bete hilft der Leber bei ihrer täglichen Entgiftungsarbeit: Also ruhig öfter mal rot sehen oder trinken.

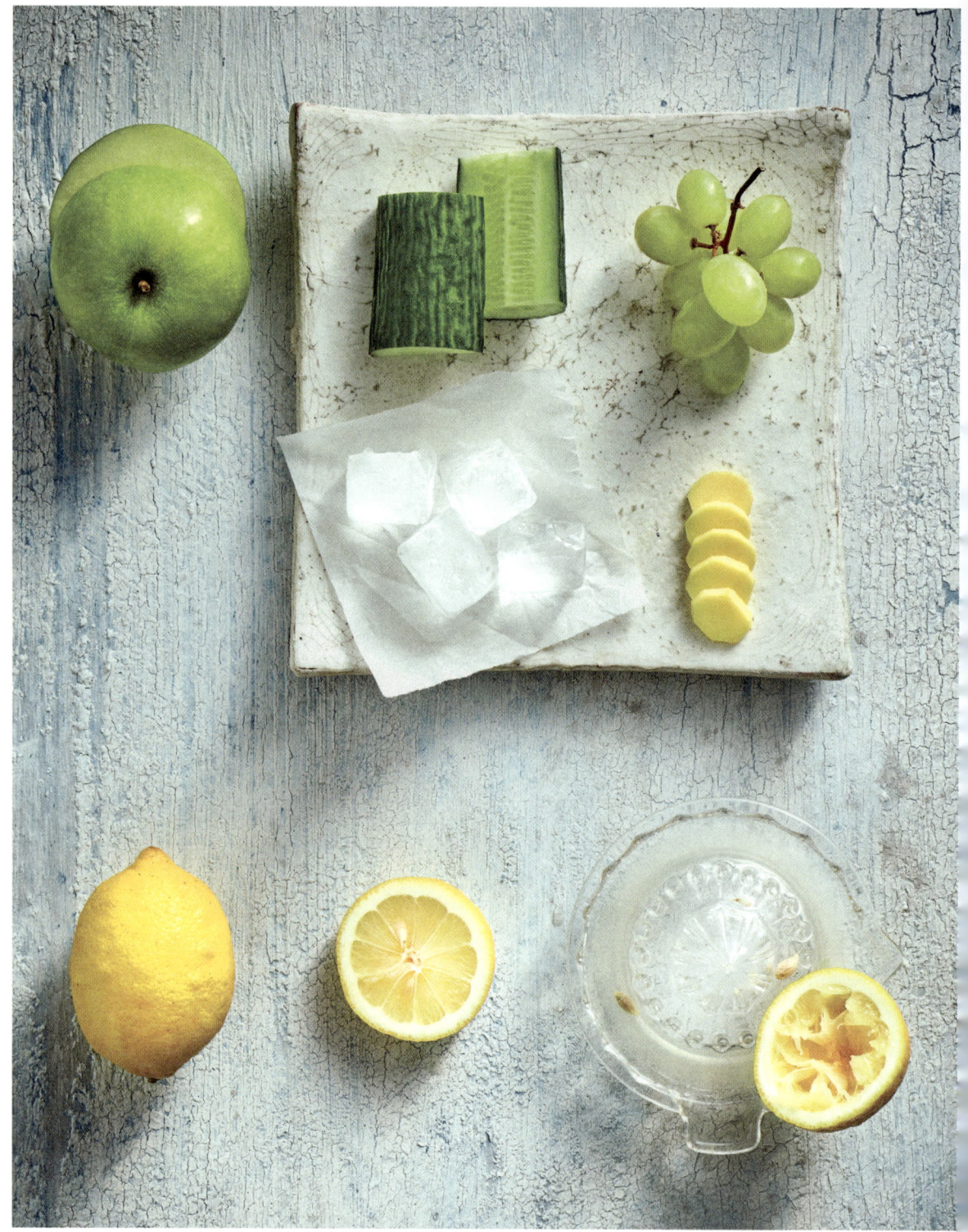

GREEN SOUR

Dieser Gute-Laune-Macher versorgt uns mit Endor-
phinen und anderen Glücksstoffen. Er spült die
schlechte Laune weg, hellt die Stimmung auf und
tut der Seele gut.

ZUTATEN

1 grüner Apfel (z.B. Granny Smith)

70 g Gurke

70 g grüne kernlose Trauben

1 Stück Ingwer (10 g)

Saft von ½ Zitrone

4 Eiswürfel, nach Belieben

ZUBEREITUNG

1 Den Apfel waschen, vom Kerngehäuse befreien
und klein würfeln. Die Gurke waschen und grob
zerkleinern. Die Trauben waschen und vom Stiel
abstreifen. Den Ingwer waschen und nach Belieben schälen, ebenfalls klein würfeln.

2 Alle Zutaten im Mixer fein pürieren und in einem
Glas servieren.

GESUNDHEIT +

Die Gurke ist ein gesunder und
günstiger Schlankmacher, da sie zu
95 Prozent aus Wasser besteht und
wenig Kalorien hat. In der Schale
steckt besonders viel Vitamin C.
Deshalb sollten sie am besten in
Bio-Qualität ungeschält in
den Smoothie wandern.

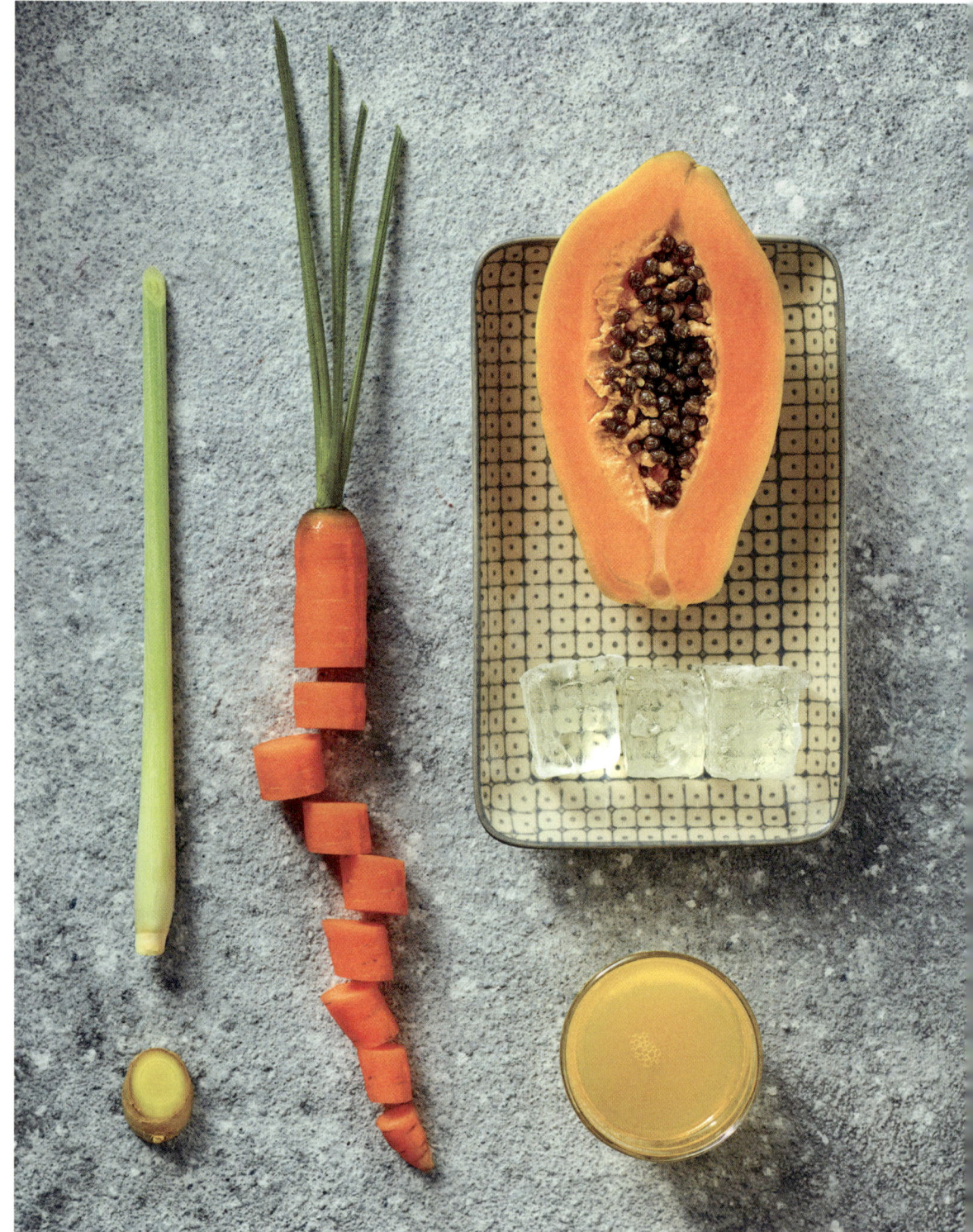

ORANGE DELIGHT

Erfrischend und köstlich kommt dieser Smoothie daher. Die Papaya wurde schon von Christoph Kolumbus „Frucht der Engel" genannt und ist supergesund. Die Möhre sorgt für gute Laune und eine große Extraportion Power!

ZUTATEN

1 Möhre (80 g)

1 Stück Ingwer (5 g)

1 Stängel Zitronengras

200 g Papaya

Saft von 2 Orangen

3 Eiswürfel, nach Belieben

ZUBEREITUNG

1 Die Möhre und den Ingwer schälen, Zitronengras waschen und alles klein würfeln. Die Papaya schälen und von den Kernen befreien, grob zerkleinern.

2 Alle Zutaten im Mixer fein pürieren und in einem Glas servieren.

GESUNDHEIT +

Ein Schlankmacher-Drink, der ganz nebenbei Leber und Niere entgiftet: Hauptakteur ist dabei tropische Papaya. Wer die Wirkung verstärken will, mixt einen Teelöffel Samen davon mit.

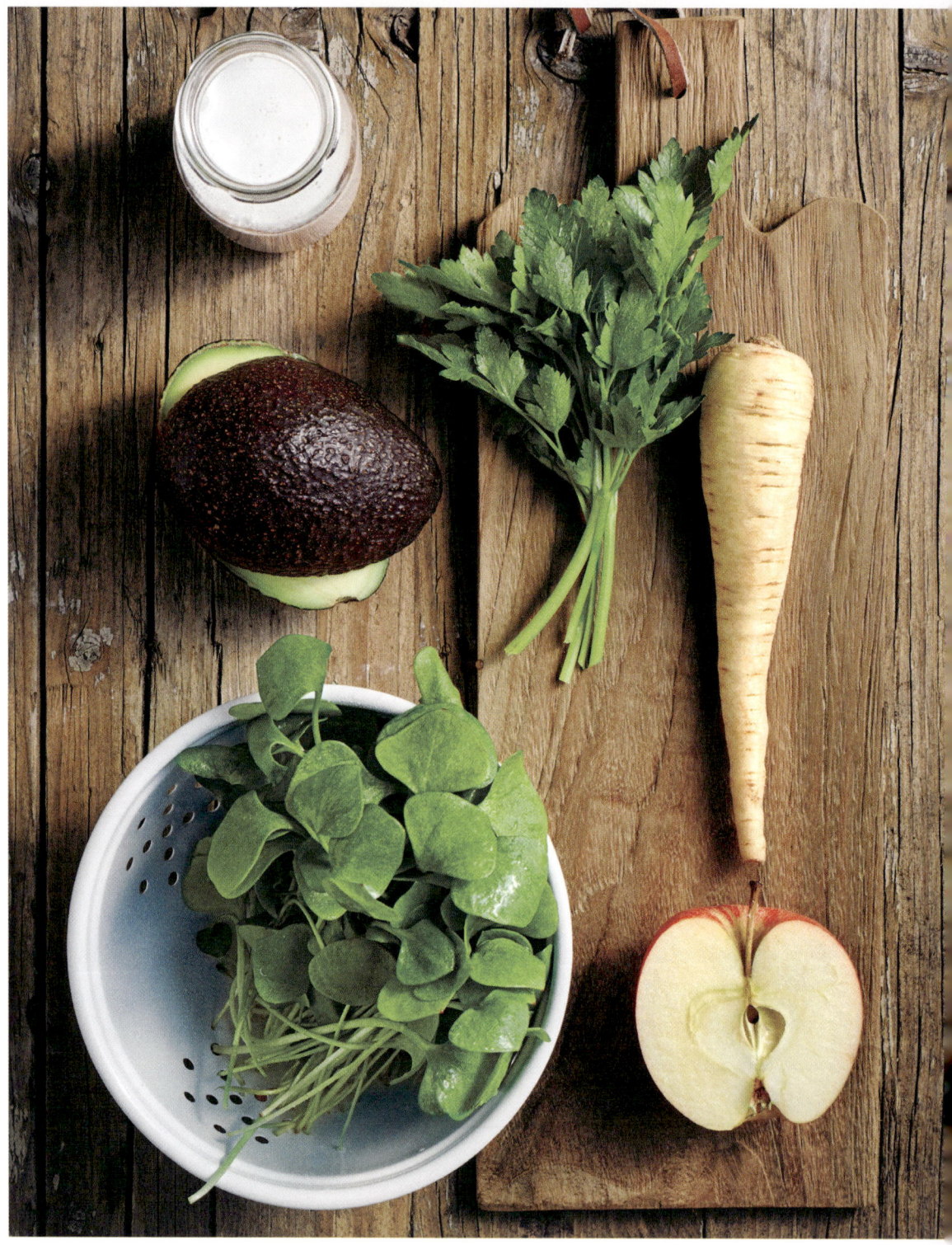

PE-PA-PO

Fruchtig, frisch und gleichzeitig schön nussig:
Wer Mandelmilch mag wird diese Smoothie-
Variante lieben. Mandeln sind übrigens ein
wichtiger Eiweißlieferant.

ZUTATEN

½ **Bund** Petersilie

80 g Postelein/Portulak

80 g Pastinake

½ Apfel

1 kleine Avocado

150 ml Mandeldrink

ZUBEREITUNG

1 Die Petersilie und Postelein waschen, trocken
schütteln, die Blätter von den Stielen zupfen
und grob zerkleinern.

2 Die Pastinake schälen, den Apfel waschen und vom
Kerngehäuse befreien. Die Avocado halbieren, den
Kern entfernen und das Fruchtfleisch mithilfe eines
Löffels herauslösen. Alles ebenfalls zerkleinern.

3 Alle Zutaten im Mixer fein pürieren und in einem
Glas servieren.

GESUNDHEIT +

**Postelein oder Portulak – noch
nie gehört?** Sollte man aber.
Denn obwohl das Kraut ganz
zart wirkt, hat es bei frostigen
Temperaturen Hauptsaison, liefert viel Vitamin C und hilft bei
jeder Detox-Kur.

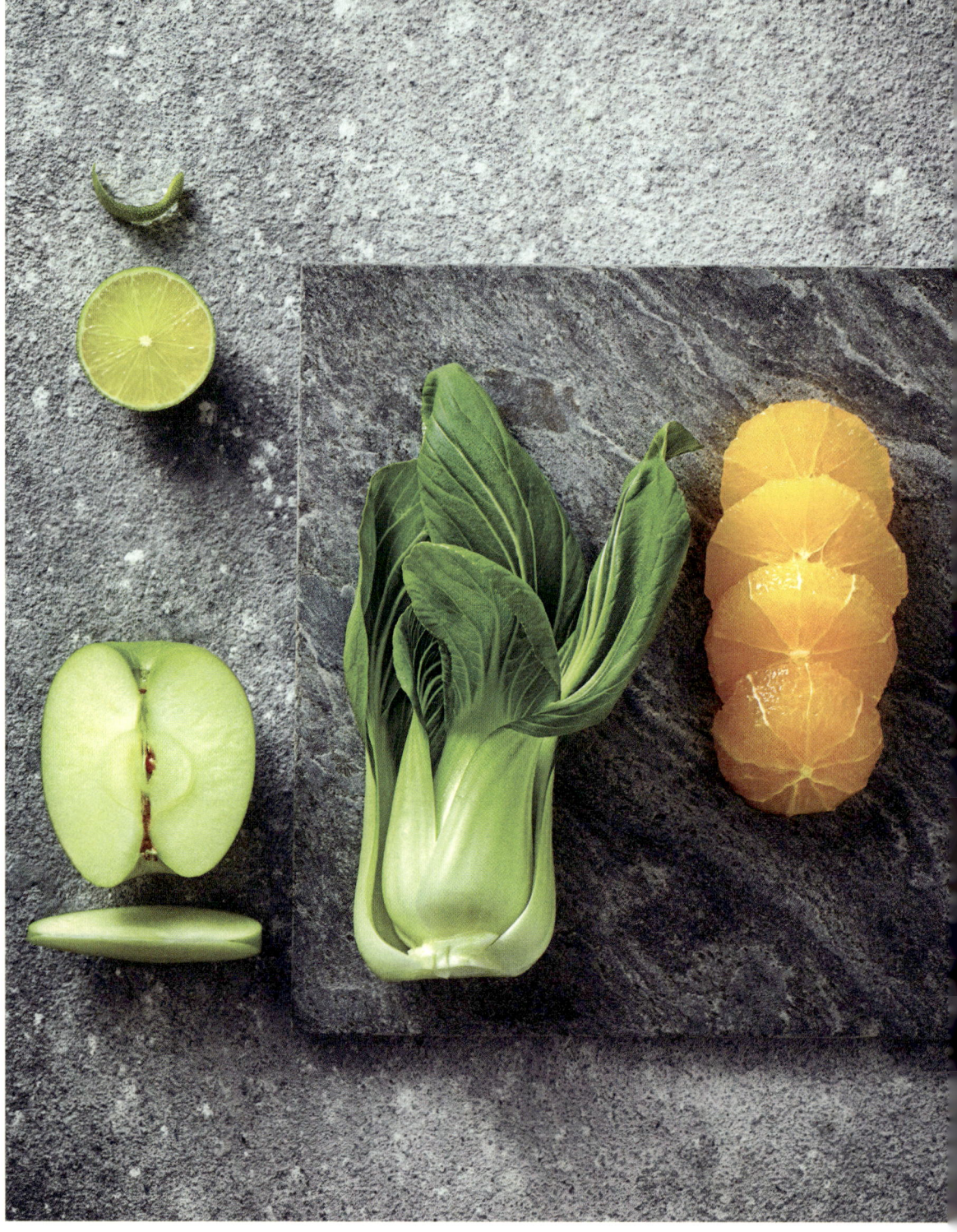

JADEDRACHE

Früher fand man ihn nur in Chinas Garküchen: Heute wird der chinesische Senfkohl auch hierzulande angebaut. Seine Senföle sind anregend undwirken antibakteriell.

ZUTATEN

½ grüner Apfel

100 g Pak Choi

1 Orange

½ Bio-Limette

ZUBEREITUNG

1 Den Apfel waschen, vom Kernghäuse befreien und klein schneiden. Den Pak Choi waschen und klein würfeln. Die Orange schälen und in Scheiben schneiden. Die Limette waschen und 3 cm Schale abschneiden, den Saft auspressen.

2 Alle Zutaten mit 100 ml Wasser im Mixer fein pürieren und in einem Glas servieren.

GESUNDHEIT +

Die in diesem Smoothie enthaltene Orange liefert mehr als 100 Prozent des täglichen Bedarfs an Vitamin C und mehr als 170 wertvolle sekundäre Pflanzenstoffe. Die Fatburner-Wirkung wird durch die enthaltenen Flavonoide verstärkt.

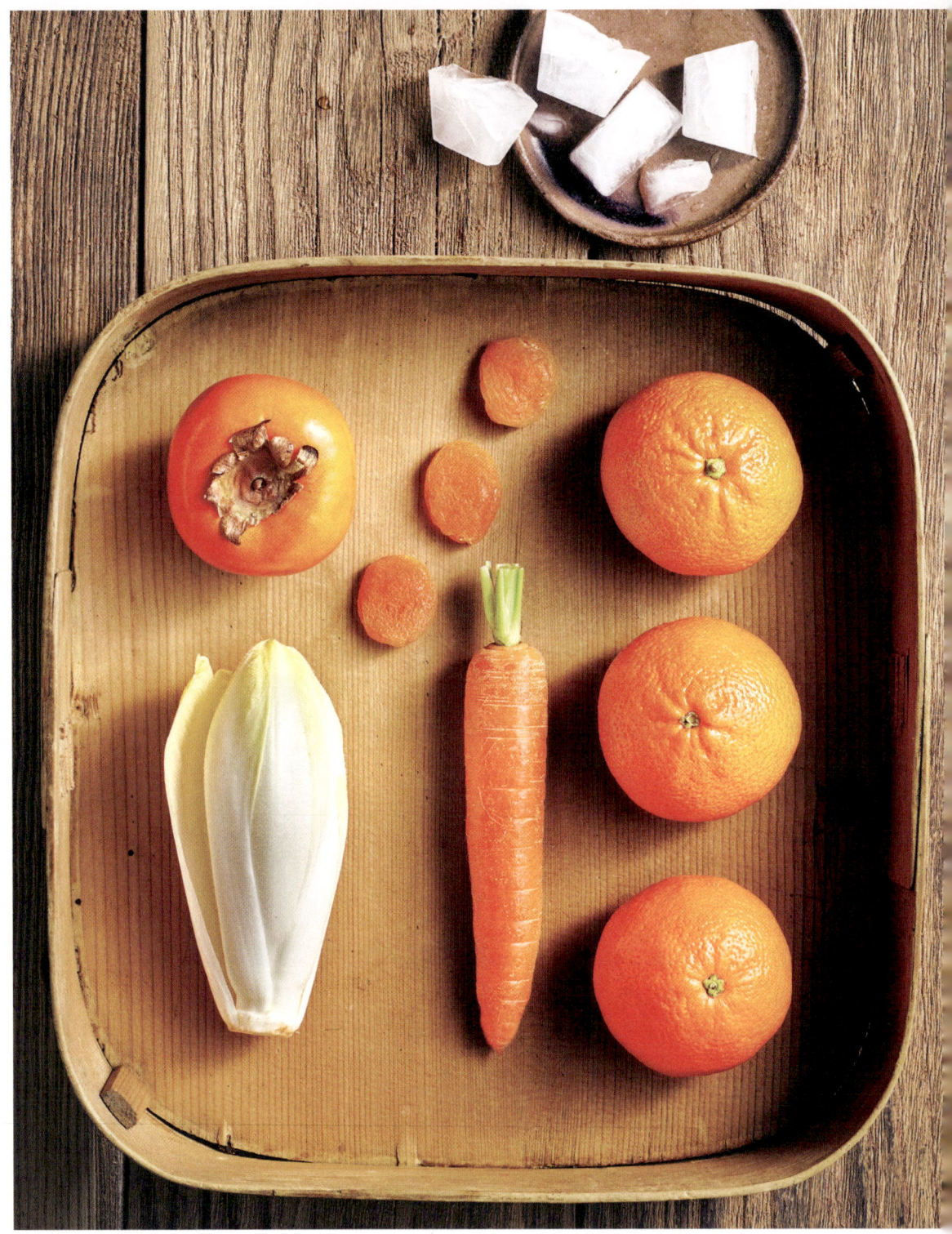

MY DARLING CLEMENTINE

Kaki, Sharonfrucht (Zuchtform), Persimone, Honig-apfel – eine Frucht mit vielen Namen! Sie hat einen süßen Geschmack und erinnert an eine Mischung aus Melone und Pfirsich.

ZUTATEN

1 reife Kaki

3 getrocknete Aprikosen

1 Chicorée

3 Clementinen

4 Eiswürfel, nach Belieben

ZUBEREITUNG

1 Die Kaki und den Chicorée waschen, putzen und klein würfeln. Die Möhre schälen und in Scheiben schneiden. Die Clementinen schälen und zerteilen.

2 Alle Zutaten im Mixer fein pürieren und in einem Glas servieren.

GESUNDHEIT +

Einfach nur blass und bitter?
Von wegen – mit Kaki und saftigen Clementinen kann auch Chicorée plötzlich richtig attraktiv sein. Seine anregenden Bitterstoffe sind nämlich perfekt für den 1-a-Detox-Drink.

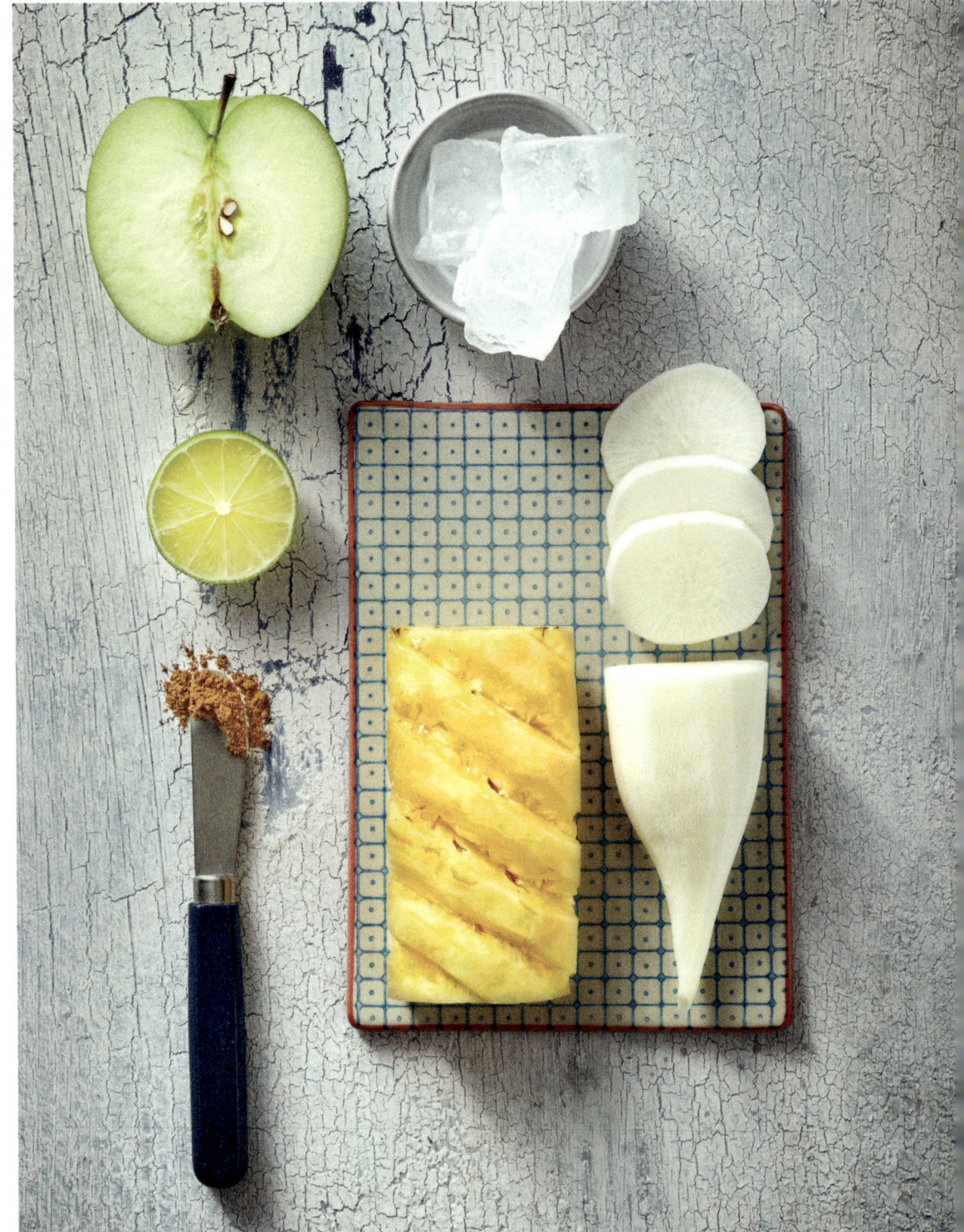

A RADI-MAß

Mit diesem Gelben Smoothie geht morgens nicht nur die Sonne auf, er ist auch perfekt geeignet, um überschüssige Pfunde purzeln zu lassen. Ananas ist ein klassischer Fatburner und wirkt appetithemmend.

ZUTATEN

½ grüner Apfel

Saft von ½ Limette

200 g Ananas

100 g weißer Rettich

3 Eiswürfel, nach Belieben

1–2 Messerspitzen Zimtpulver, zum Bestreuen

ZUBEREITUNG

1 Den Apfel waschen, vom Kerngehäuse befreien und klein würfeln. Die Ananas und den Rettich schälen und klein schneiden.

2 Alle Zutaten im Mixer fein pürieren, in einem Glas servieren und mit Zimtpulver bestreuen.

GESUNDHEIT +

Statt Radlermaß im Biergarten gibt's den Radi mal im Glas: Die für seine Schärfe verantwortlichen Senföle töten schädliche Bakterien und Pilze in Magen und Darm ab und regen die Verdauung an.

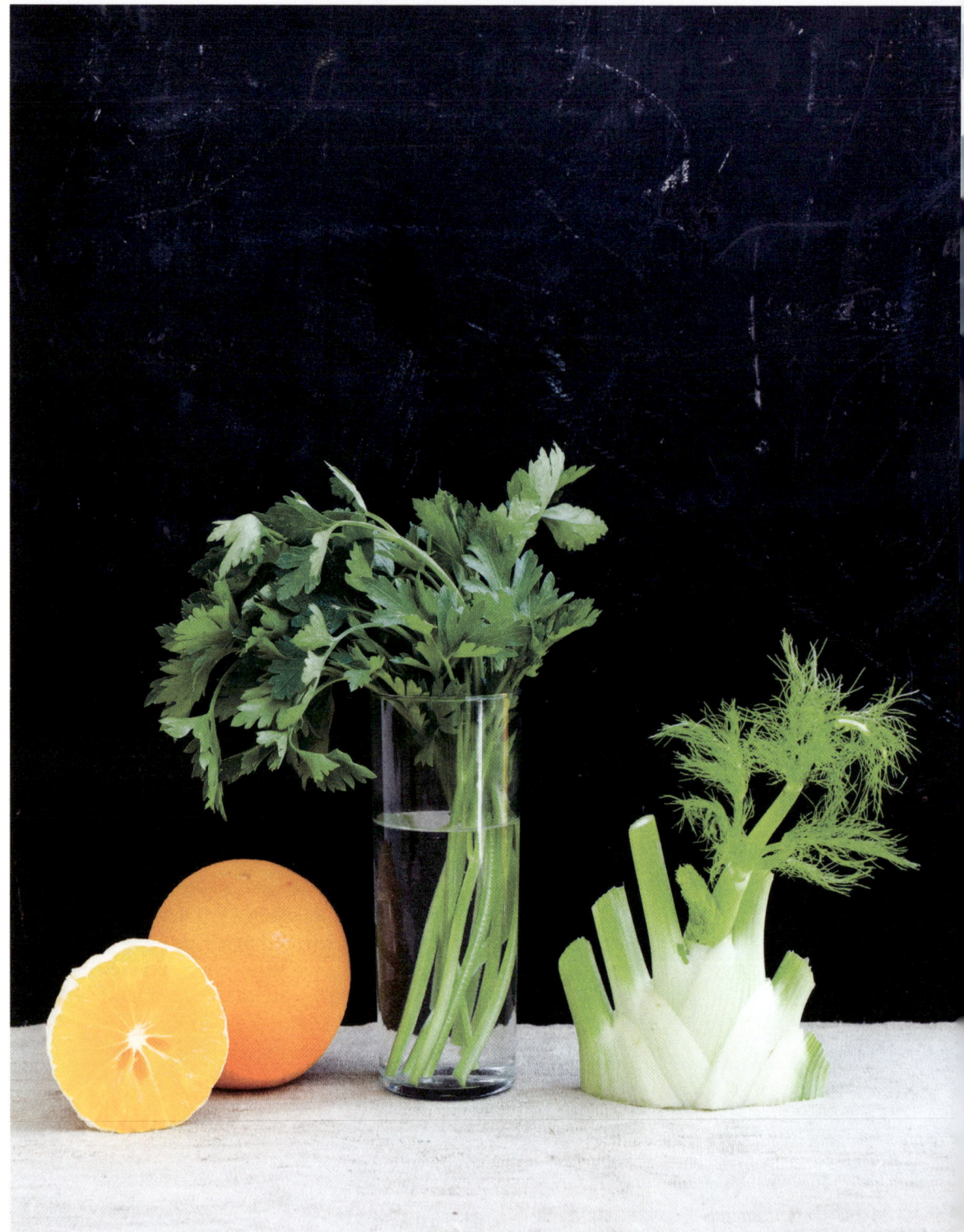

EISENKÖNIG

Petersilie in einem Smoothie? Ja, denn dieses Kraut ist viel mehr als Deko oder Garnierung und steckt voller wichtigem Eisen! Zusammen mit Fenchel und Orange ergibt sich ein leckerer Gesundheits-Cocktail vom Feinsten.

ZUTATEN

½ **Handvoll** Petersilie

80 g Fenchel

2 unbehandelte Orangen

ZUBEREITUNG

1 Die Petersilie waschen, trocken schütteln, Blättchen von den Stielen zupfen und grob hacken. Den Fenchel waschen, putzen und klein würfeln. Die Orangen waschen, schälen und etwas Schale für den Smoothie verwenden. Die Orangen in Scheiben schneiden.

2 Alle Zutaten mit 150 ml Wasser im Mixer fein pürieren und in einem Glas servieren.

GESUNDHEIT +

Petersilie in einem Smoothie?
Ja, denn dieses Kraut ist viel mehr als Deko und steckt voller wichtigem Eisen! Zusammen mit Fenchel und Orange ergibt sich ein leckerer Gesundheits-Cocktail vom Feinsten.

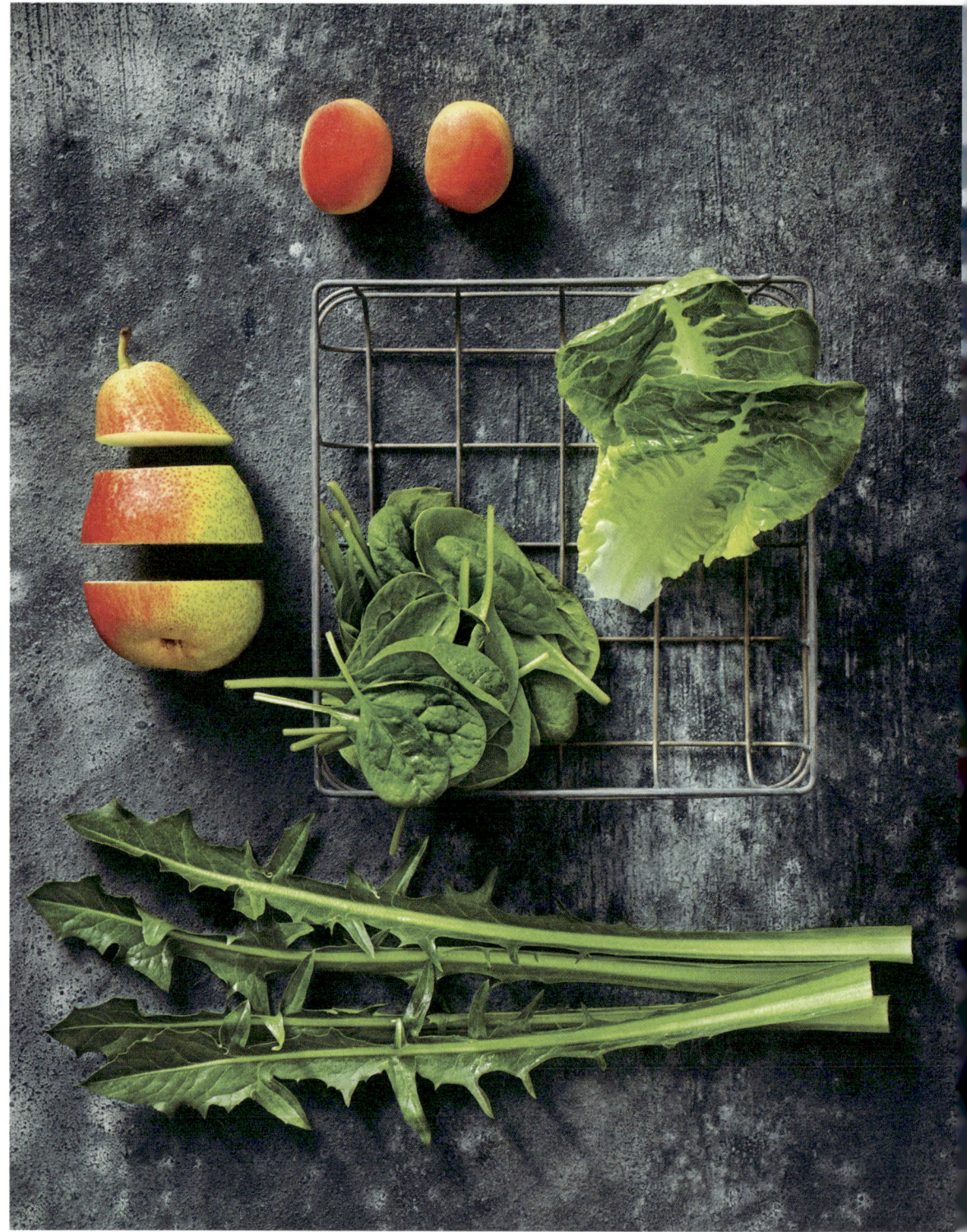

LÖWENHERZ

Von wegen Unkraut: Löwenzahn wirkt blut- und leberreinigend, nicht zuletzt wegen seiner Bitterstoffe. Keine Sorge, feine Birne oder süße Aprikosen sorgen hier trotzdem für jede Menge Genuss.

ZUTATEN

1 Birne (180 g; alternativ 2 Zuckeraprikosen)

1 Handvoll Spinat (45 g)

2 Blätter Römersalat (20 g)

4–5 Blätter Löwenzahn (20 g)

ZUBEREITUNG

1 Die Birne waschen, vom Kerngehäuse befreien und klein schneiden.

2 Den Spinat, Römersalat und Löwenzahn waschen, trocken schütteln und grob zerkleinern.

3 Alle Zutaten mit 150 ml Wasser im Mixer fein pürieren und in einem Glas servieren.

GESUNDHEIT +

Als Heilpflanze ist der Löwenzahn schon seit Jahrhunderten bekannt. Besonders empfehlenswert bei Haut- und Haarproblemen.

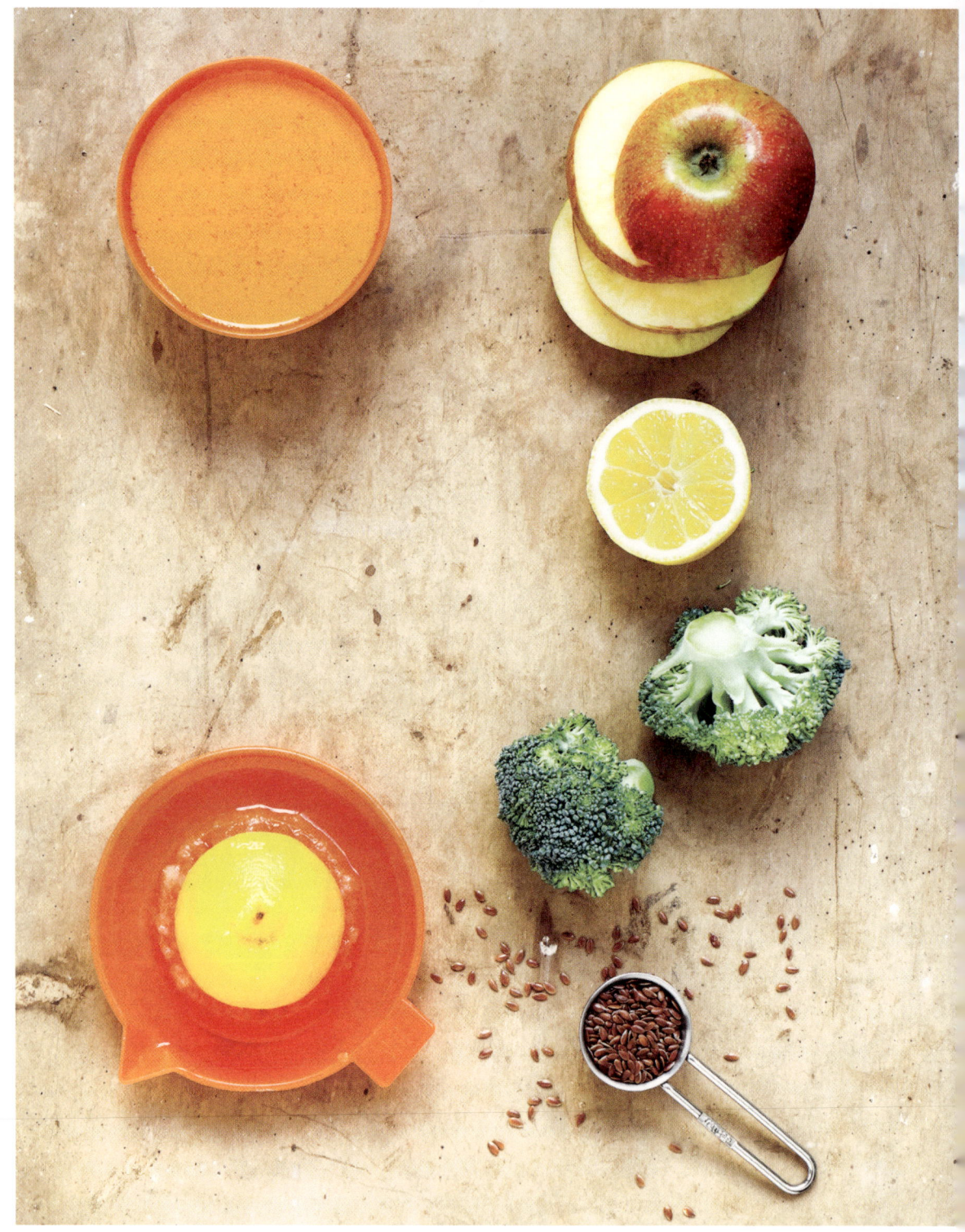

SAUERPOWER-SMOOTHIE

Wenn dein Körper eine kräftige Portion Unterstützung braucht, damit das Immunsystem gestärkt wird, dann ist das der richtige Smoothie für dich.

ZUTATEN

1 Apfel

40 g Brokkoliröschen

100 ml Sanddorn-Saft
(alternativ 2 EL Mus)

Saft von **1** Zitrone

1 TL gemahlene Leinsamen

ZUBEREITUNG

1 Den Apfel waschen, halbieren, das Kerngehäuse entfernen und grob würfeln. Den Brokkoli waschen und zerkleinern.

2 Alle Zutaten mit 100 ml Wasser im Mixer fein pürieren und in einem Glas servieren.

GESUNDHEIT ✚

Die orangen, säuerlich schmeckenden Sanddornbeeren sind wegen ihres sehr hohen Vitamin-C-Gehalts wahre Immunbooster! Den Saft oder Mus kannst du in den meisten Reformhäusern erwerben.

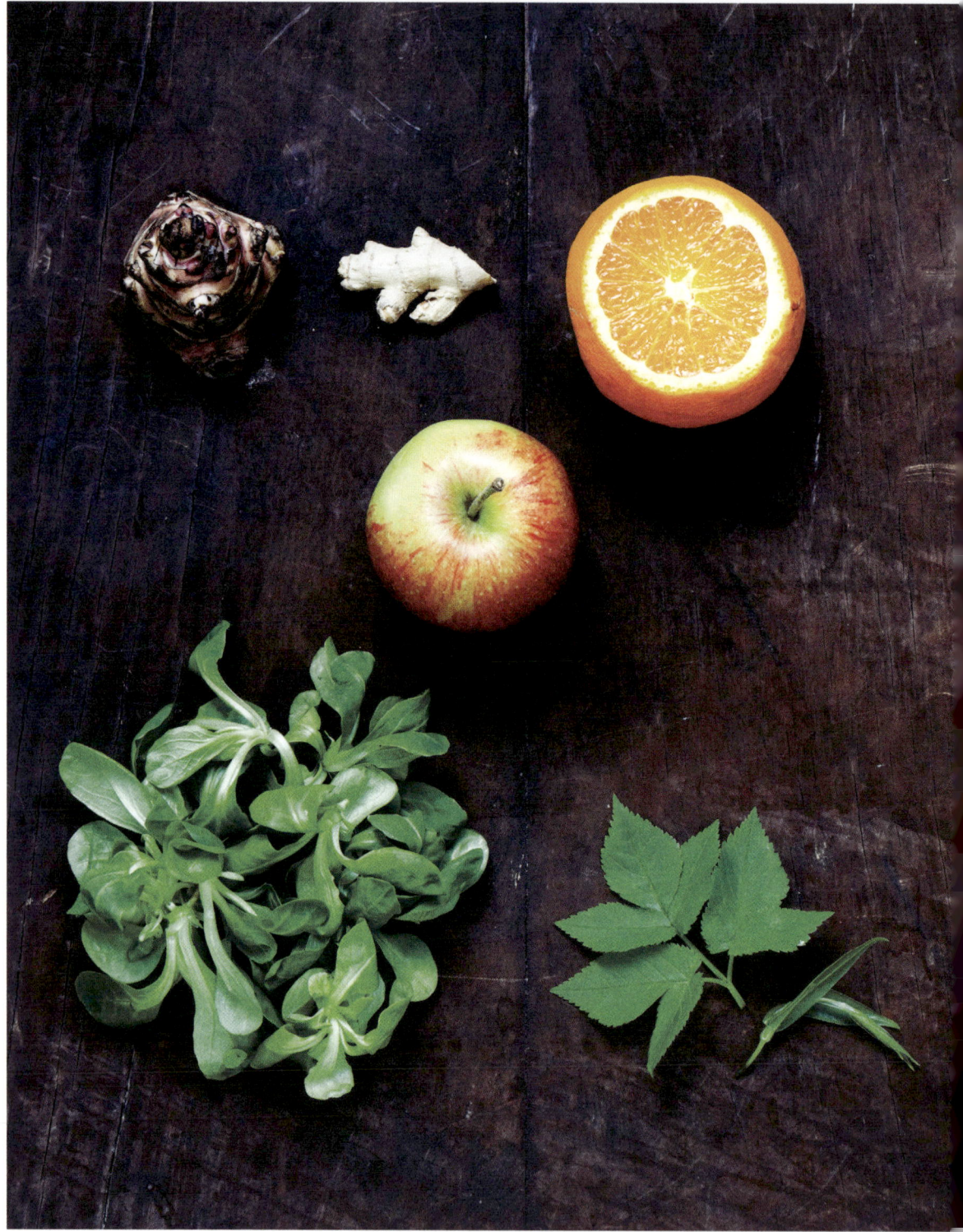

FRAU KNOLLE

Wenn du dich etwas erschöpft und müde fühlst,
dann solltest du auf diese Smoothie-Kreation zu-
rückgreifen – sie peppelt dich wieder auf!

ZUTATEN

½ Handvoll Feldsalat (ca. 15 g)

ein paar Blätter Giersch

1 Apfel

1 mitteldicke Knolle Topinambur

1 unbehandelte Orange

1 kleines Stück Ingwer

1 EL geschälte Hanfsamen,
zum Bestreuen

ZUBEREITUNG

1 Den Feldsalat und Giersch waschen und trocken
schütteln. Den Apfel waschen, halbieren, das Kerngehäuse entfernen und grob würfeln. Die Topinambur waschen und grob zerkleinern. Die Orange waschen, schälen und ein Stück Schale beiseite legen.
Die Orange in Scheiben schneiden. Den Ingwer nach
Belieben schälen und fein würfeln.

2 Alle Zutaten im Mixer fein pürieren, in einem Glas
servieren und mit Hanfsamen bestreuen.

GESUNDHEIT ✚

Dieser Smoothie steckt voller Power!
Verantwortlich dafür ist unter an
derem die heimische Wunderknolle
Topinambur. Das Gemüse – auch
„Sonnenwurzel" genannt – steckt
voller Mineralien und Spurenelementen und ist obendrein
noch sehr kalorienarm.

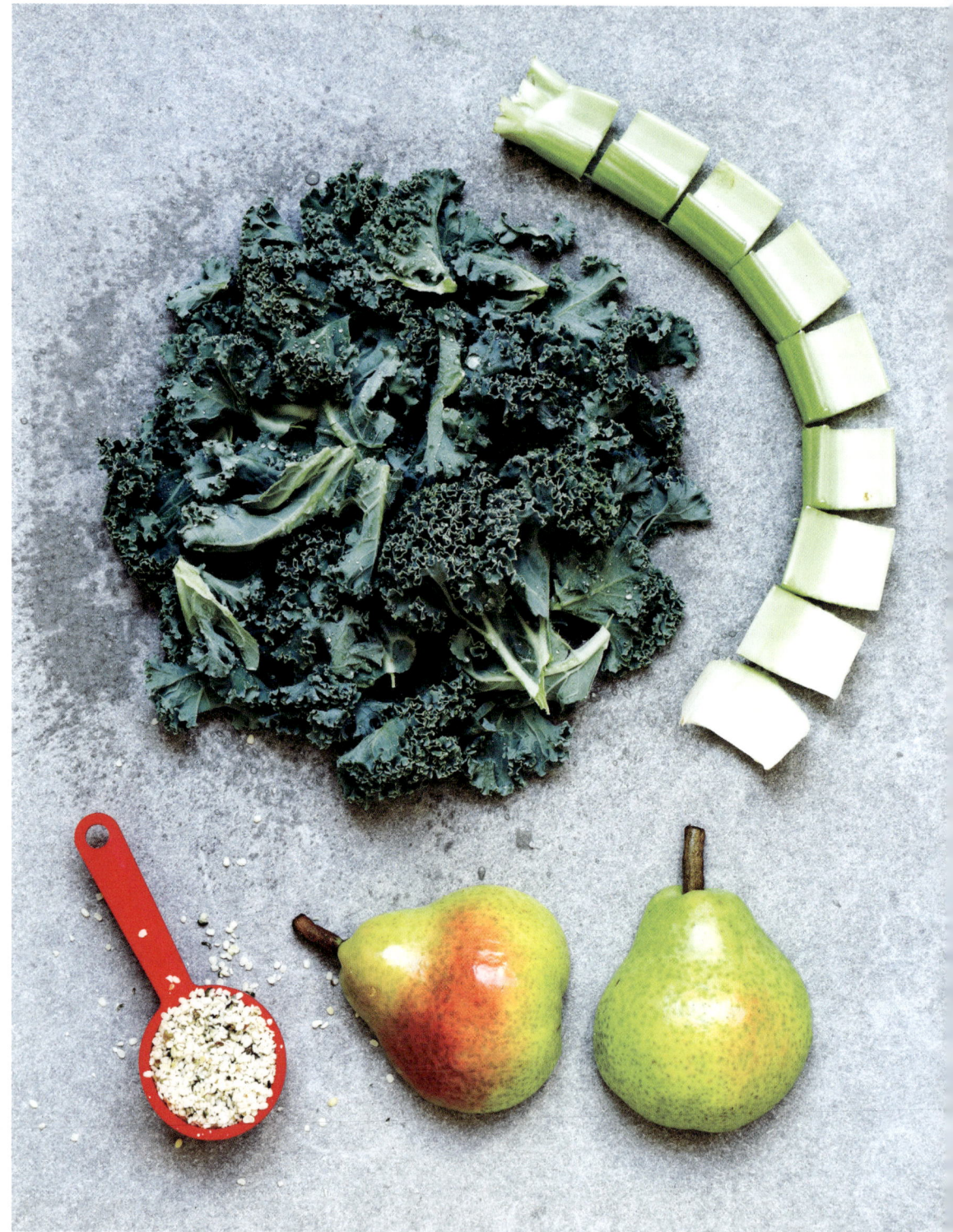

WINTERBOMBE

So schmeckt Grünkohl am allerbesten. Man glaubt es aber wirklich erst, wenn man diesen Smoothie probiert hat! Na, dann mal los! Wenn man keinen Grünkohl bekommt, kann man ihn durch Wirsing ersetzen.

ZUTATEN

2 Blätter Grünkohl (alternativ Wirsing)

1 Stange Staudensellerie

2 Birnen

1 EL geschälte Hanfsamen, zum Bestreuen

ZUBEREITUNG

1 Den Grünkohl waschen, vom Stiel zupfen und die Blätter grob zerkleinern. Den Staudensellerie waschen und grob würfeln. Die Birnen waschen, halbieren, das Kerngehäuse entfernen und würfeln.

2 Alle Zutaten mit 250–300 ml Wasser im Mixer fein pürieren, in einem Glas servieren und mit Hanfsamen bestreuen.

GESUNDHEIT +

Grünkohl ist das neue Superfood schlechthin! Der Vitaminlieferant steckt voller Chlorophyll und ist auch noch richtig lecker. Wer ihn einmal im Smoothie für sich entdeckt hat, kann gar nicht genug davon bekommen!

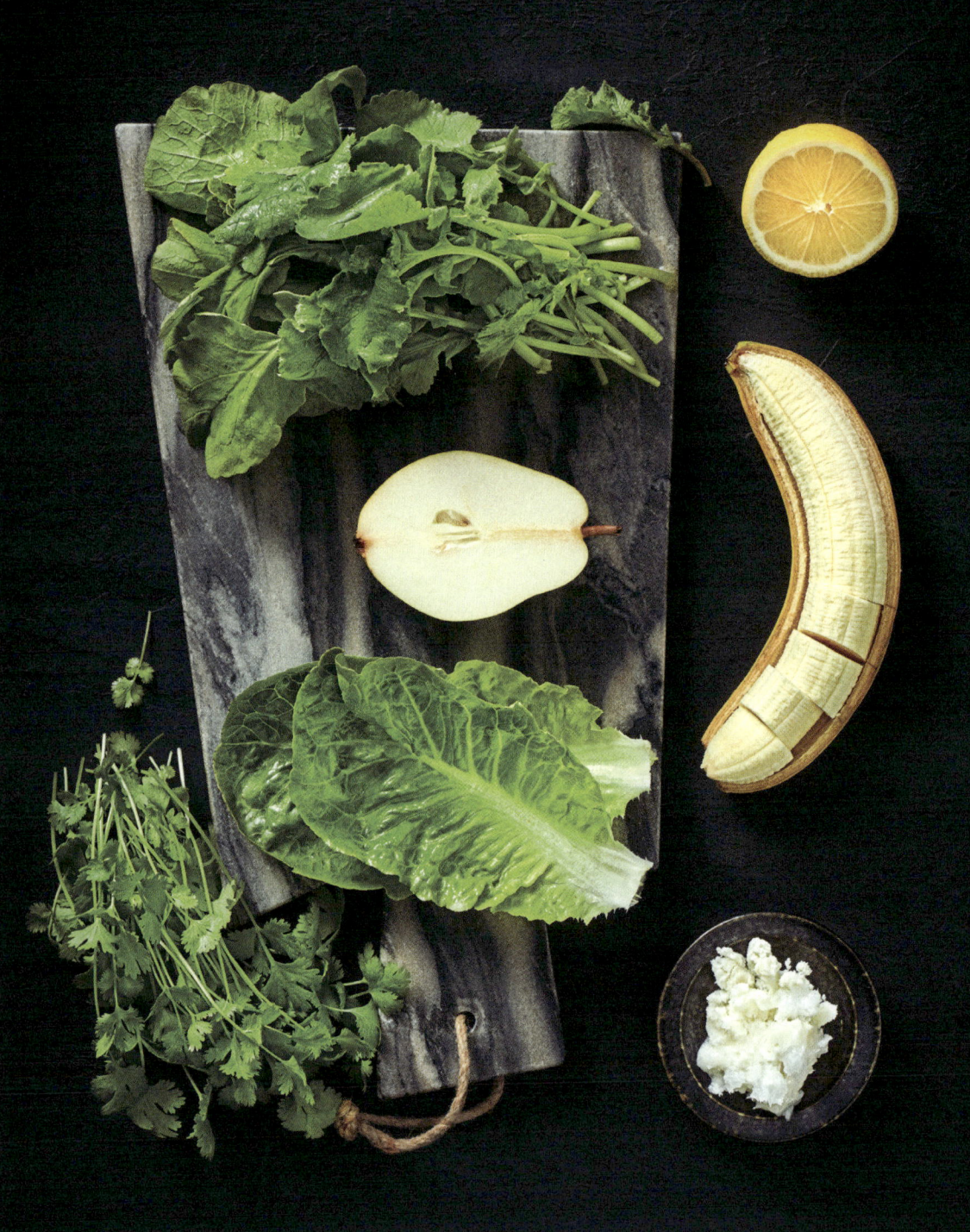

GREENLÄNDER

Dieser Detox-Drink strotzt nur so vor Chlorophyll. Dieses ist dem menschlichen Hämoglobin in seiner Funktion und Zusamensetzung ähnlich, dementsprechend lindert es Blutarmut, hilft bei Bluterkrankungen und fördert die Produktion von roten Blutkörperchen.

ZUTATEN

60 g Radieschengrün

20 g Koriandergrün

2 Blätter Römersalat

½ Birne (90 g)

1 kleine Banane

1 EL Kokosmus

1 EL frisch gepresster Zitronensaft

ZUBEREITUNG

1 Das Radieschen- und Koriandergrün und den Römersalat waschen, trocken schütteln und grob zerkleinern. Die Birne vom Kerngehäuse befreien und klein würfeln. Die Banane schälen und in Scheiben schneiden.

2 Alle Zutaten im Mixer fein pürieren und in einem Glas servieren.

GESUNDHEIT +

Radieschengrün ist viel zu schade für den Abfall – schlaue Smoothie-Mixer wissen: Sie putzen prima durch. Und damit Giftstoffe noch besser abtransportiert werden, gibt es leckeres Kokosmus, das diese perfekt bindet.

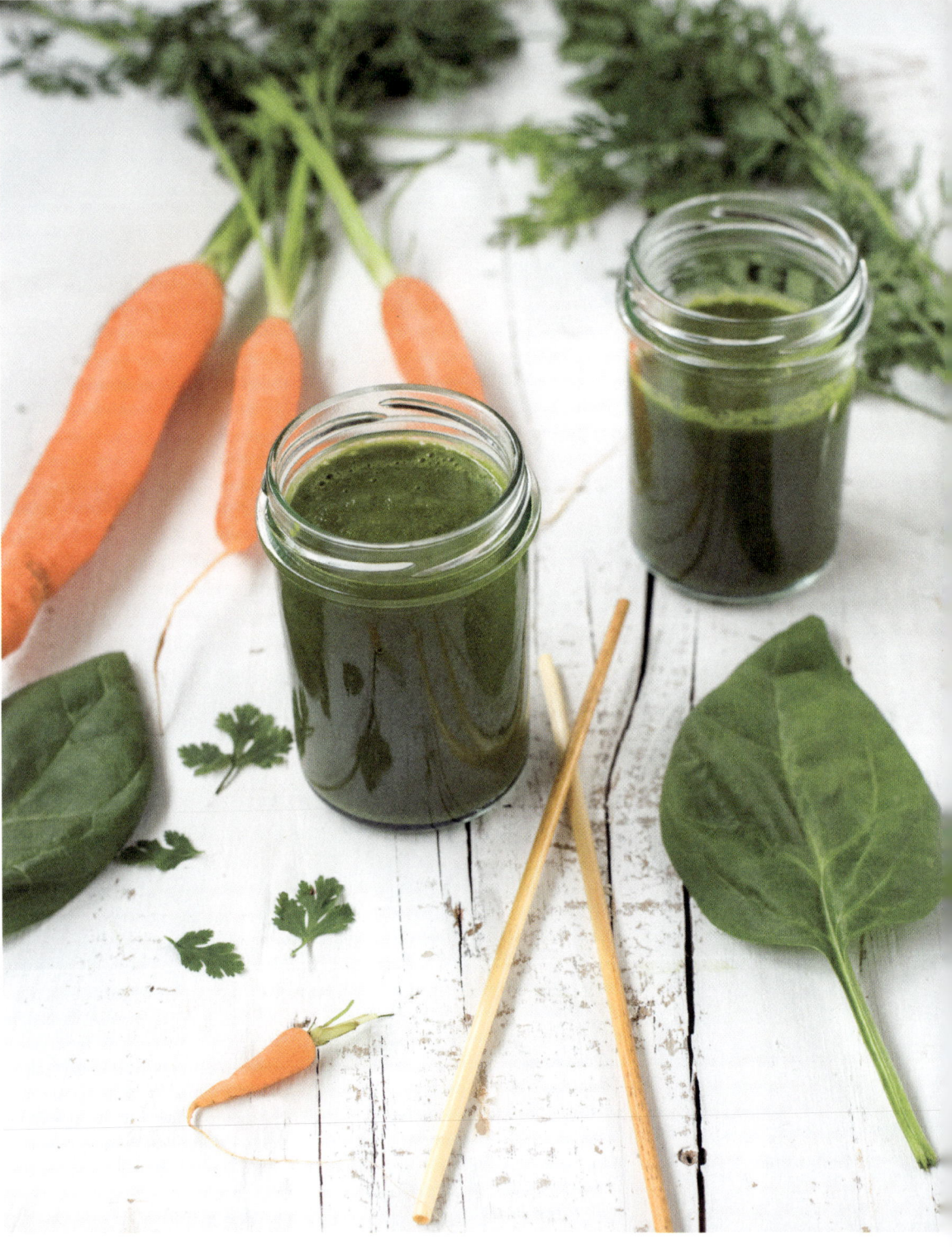

DATTELN IM GLÜCK

Ein bisschen Orient, ein bisschen Asien!
Egal woher – dieser Fusion-Smoothie ist
auf jeden Fall lecker, saftig, würzig und
frisch zugleich.

ZUTATEN

1 Möhre (mit Grün)

2 Stängel Koriandergrün

25 g Babyspinat / junger Blattspinat

1 getrocknete Dattel, ohne Stein

½ Apfel

125 ml Wasser

ZUBEREITUNG

1 Die Möhren vom Grün trennen, schälen und grob klein schneiden. Das Grün der Möhren, Koriandergrün und den Spinat verlesen, waschen und ebenfalls grob klein schneiden. Den Apfel waschen, vierteln und das Kerngehäuse entfernen.

2 Alle Zutaten zusammen in einem Mixer pürieren, auf zwei Gläser verteilen und sofort genießen.

GESUNDHEIT +

Als Popeye Spinat aß, da dachte
noch niemand an grüne Smoothies.
Er hatte trotzdem recht, denn im
Spinat steckt eine Vielzahl an guten
Eigenschaften. Als grünes Blatt-
gemüse enthält er besonders viel
Chlorophyll, das macht daraus
einen prima Detox-Booster.

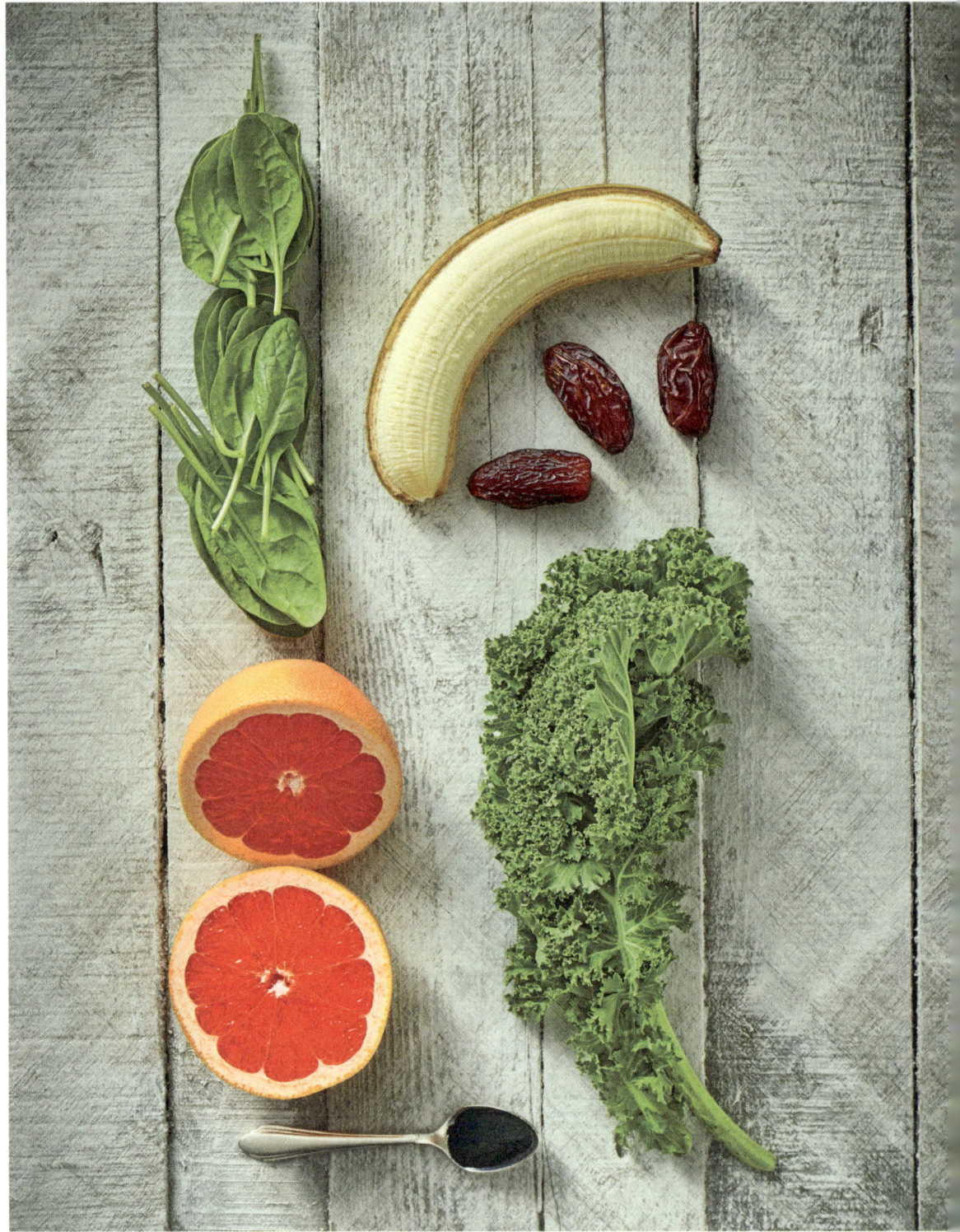

DARK JUNGLE

Eine Extraportion „Entgiftung" gefällig? Dieser Drink bietet Soforthilfe. Die enthaltenen Zutaten regen Leber und Stoffwechsel an. So können „Giftstoffe" aus dem Körper ausgespült werden. Grapefruits senken zudem den Insulinspiegel.

ZUTATEN

40 g Blattspinat

50 g Grünkohl

1 rosa Grapefruit

1 kleine Banane

3 getrocknete Datteln

1 TL Spirulina-Pulver

ZUBEREITUNG

1 Den Spinat und Grünkohl waschen, trocken schütteln, Blätter von den Stielen lösen und grob zerkleinern. Die Grapefruit und die Banane schälen und in Scheiben schneiden. Die Datteln klein schneiden.

2 Alle Zutaten mit 200 ml Wasser im Mixer fein pürieren und in einem Glas servieren.

GESUNDHEIT +

Spirulina-Algen geben diesem Drink nicht nur seine tiefgrüne Farbe: Sie können Giftstoffe und sogar Schwermetalle binden und helfen, sie aus dem Körper zu transportieren.

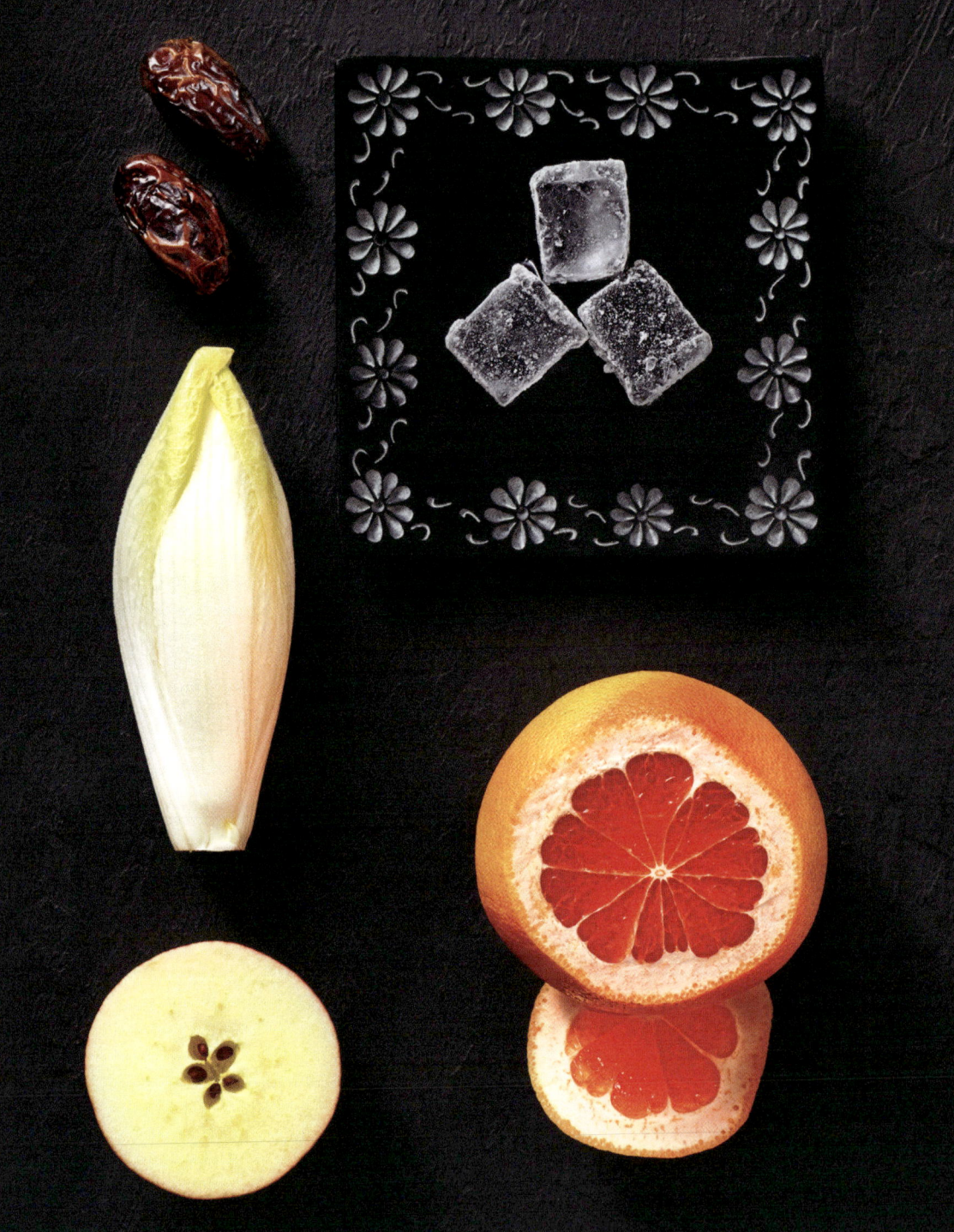

PAMPELINO

Dieser Smoothie ist Muntermacher, Energiespender und Leistungspusher zugleich. Er unterstützt den Körper, wenn er zwischendurch schlapp machen sollte.

ZUTATEN

1 kleiner Chicorée

1 rosa Grapefruit

½ saftiger Apfel (nicht grün)

2 getrocknete Datteln

3 Eiswürfel, nach Belieben

ZUBEREITUNG

1 Den Chicorée waschen, putzen und in Streifen schneiden. Die Grapefruit schälen und in Scheiben schneiden. Den Apfel waschen, vom Kerngehäuse befreien und klein würfeln. Die Datteln klein schneiden.

2 Alle Zutaten im Mixer fein pürieren und in einem Glas servieren.

GESUNDHEIT ✚

Grapefruits sollten in keiner Detox-Kur fehlen. Die darin enthaltenen Flavonoide helfen der Leber auf die Sprünge. Inulin im Chicorée sorgt zusätzlich für eine gesunde Darmflora.

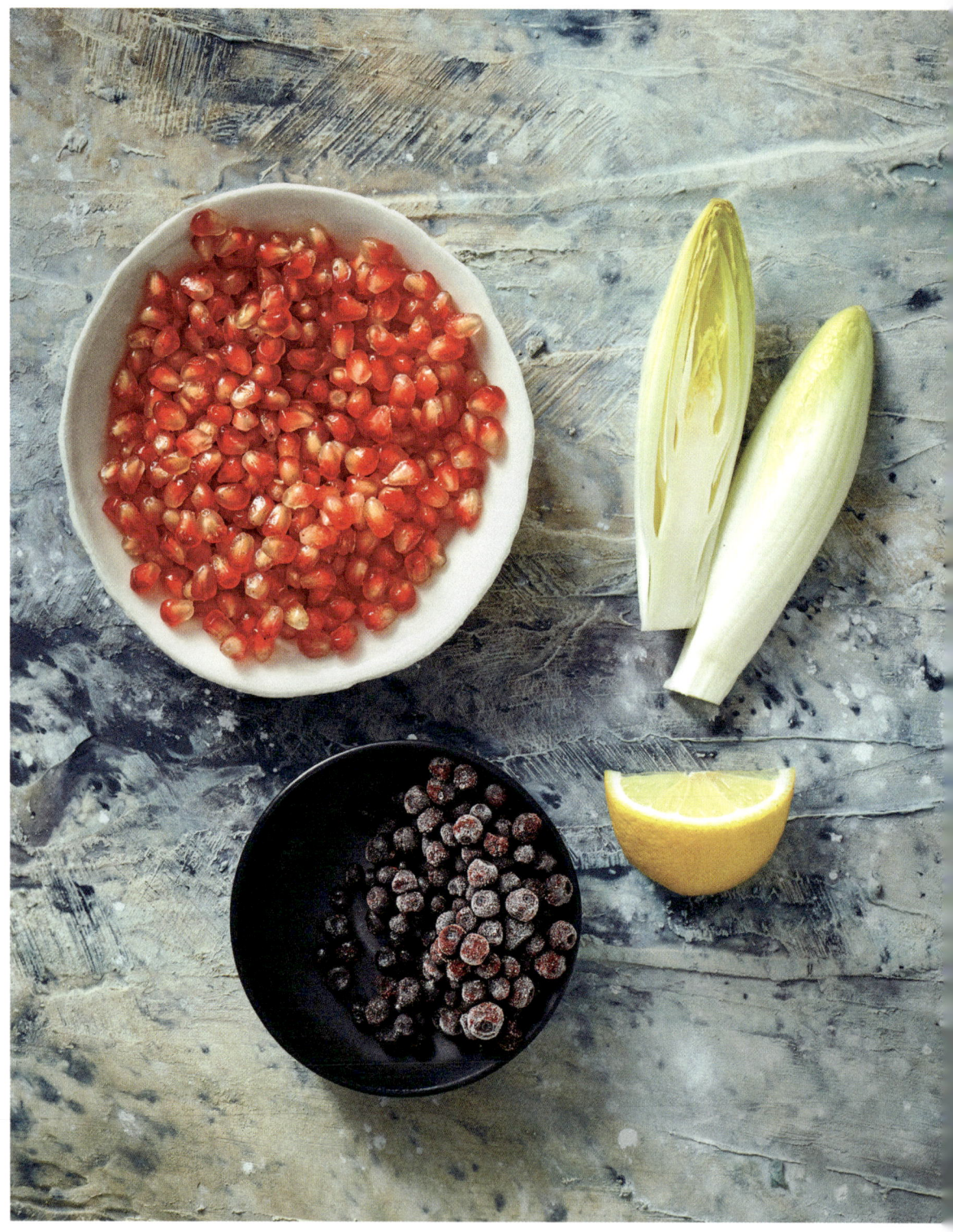

VELVET JEWEL

Wie kleine Rubine wirken die Kerne des Granatapfels. Die blutrote Farbe ist dabei Programm: Die darin enthaltenen Bitterstoffe sind blutreinigend und stärken gleichzeitig das Immunsystem.

ZUTATEN

1 kleiner Chicorée

200 g Granatapfelkerne

90 g TK-Heidelbeeren

2 Spritzer Zitronensaft

ZUBEREITUNG

1 Den Chicorée waschen, putzen und grob zerkleinern.

2 Alle Zutaten im Mixer fein pürieren und in einem Glas servieren.

GESUNDHEIT +

Das rubinrote Fruchtfleisch des Granatapfels macht die Haut fester und auch elastischer, außerdem verleiht die paradisische Frucht unserer Haut einen regelrechten Feuchtigkeits-Boost.

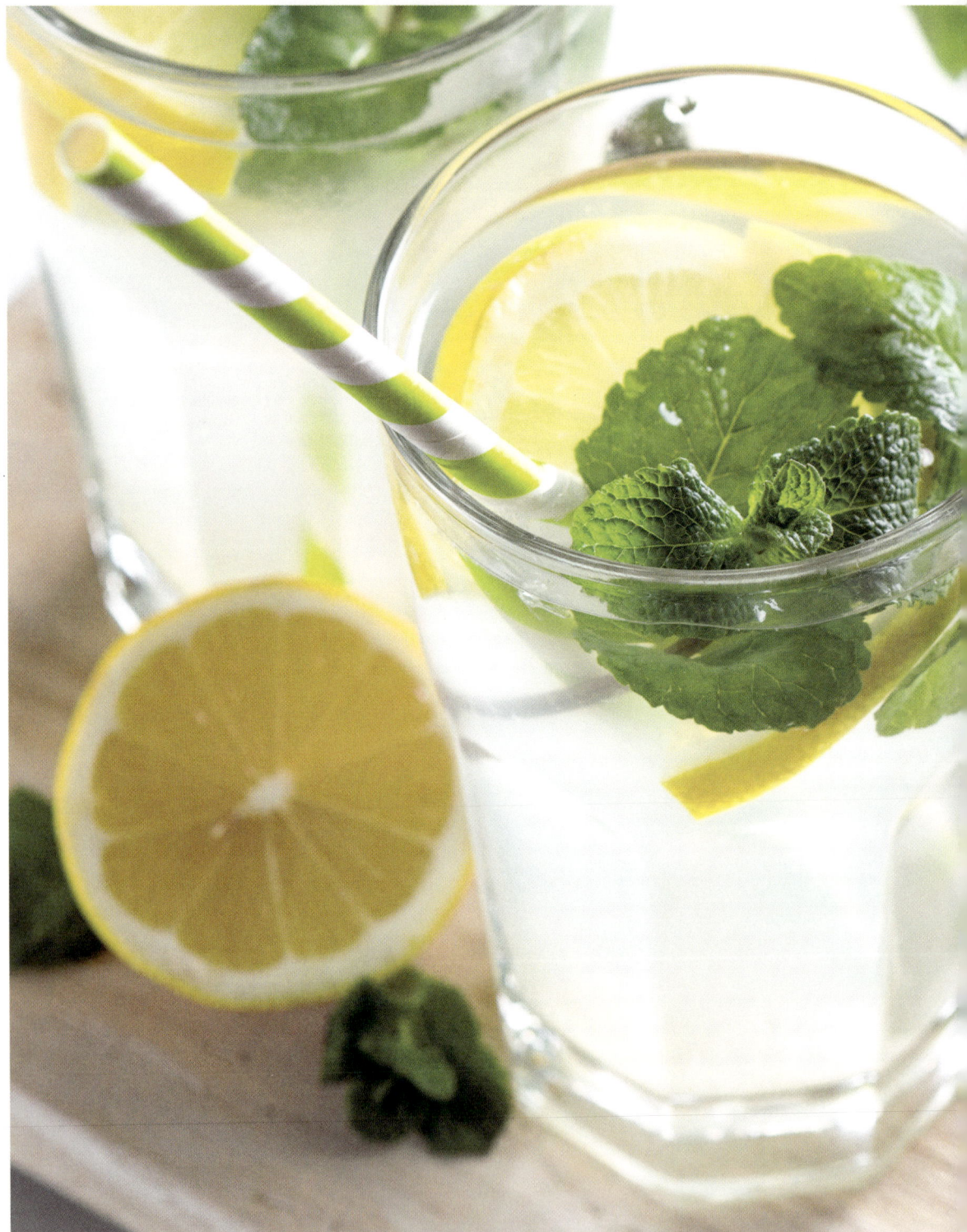

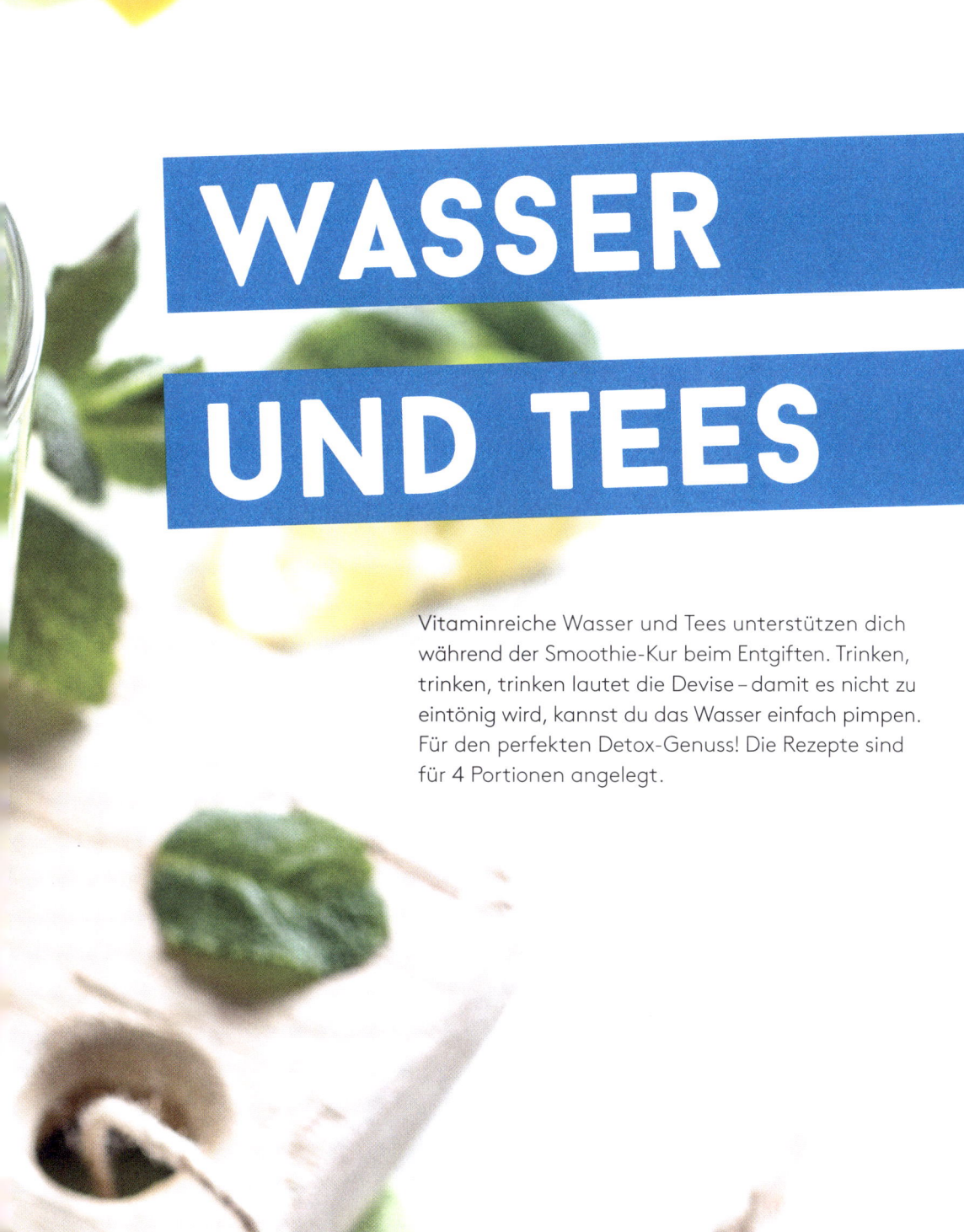

WASSER UND TEES

Vitaminreiche Wasser und Tees unterstützen dich während der Smoothie-Kur beim Entgiften. Trinken, trinken, trinken lautet die Devise – damit es nicht zu eintönig wird, kannst du das Wasser einfach pimpen. Für den perfekten Detox-Genuss! Die Rezepte sind für 4 Portionen angelegt.

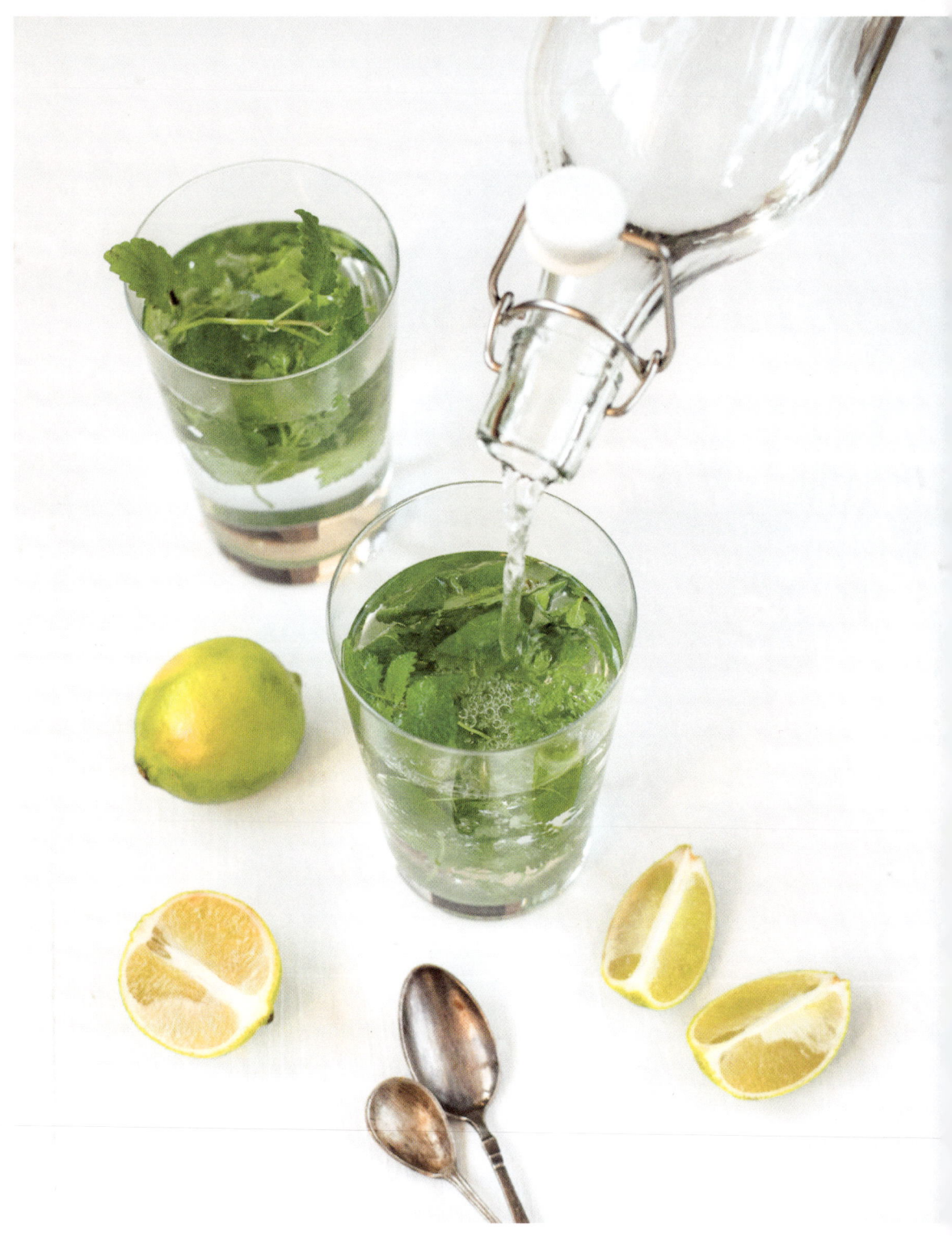

FRISCHER KRÄUTER-DETOX-TEE

Tee tut einfach gut! Egal, ob als Eistee oder warm, an einem kalten Frühlingstag ohne Sonne. Diese Detox-Kräuter zaubern wahre Wunder-Inhaltsstoffe ins Glas!

ZUTATEN

1 l Wasser

insgesamt 1 Bund Frühlingskräuter, nach Belieben

ZUBEREITUNG

1 Das Wasser zum Kochen bringen. Die Kräuter in der Zwischenzeit verlesen, waschen und in eine Teekanne geben. Mit dem kochenden Wasser übergießen und ca. 8–10 Minuten ziehen lassen. Du kannst den Tee nun warm oder kalt genießen.

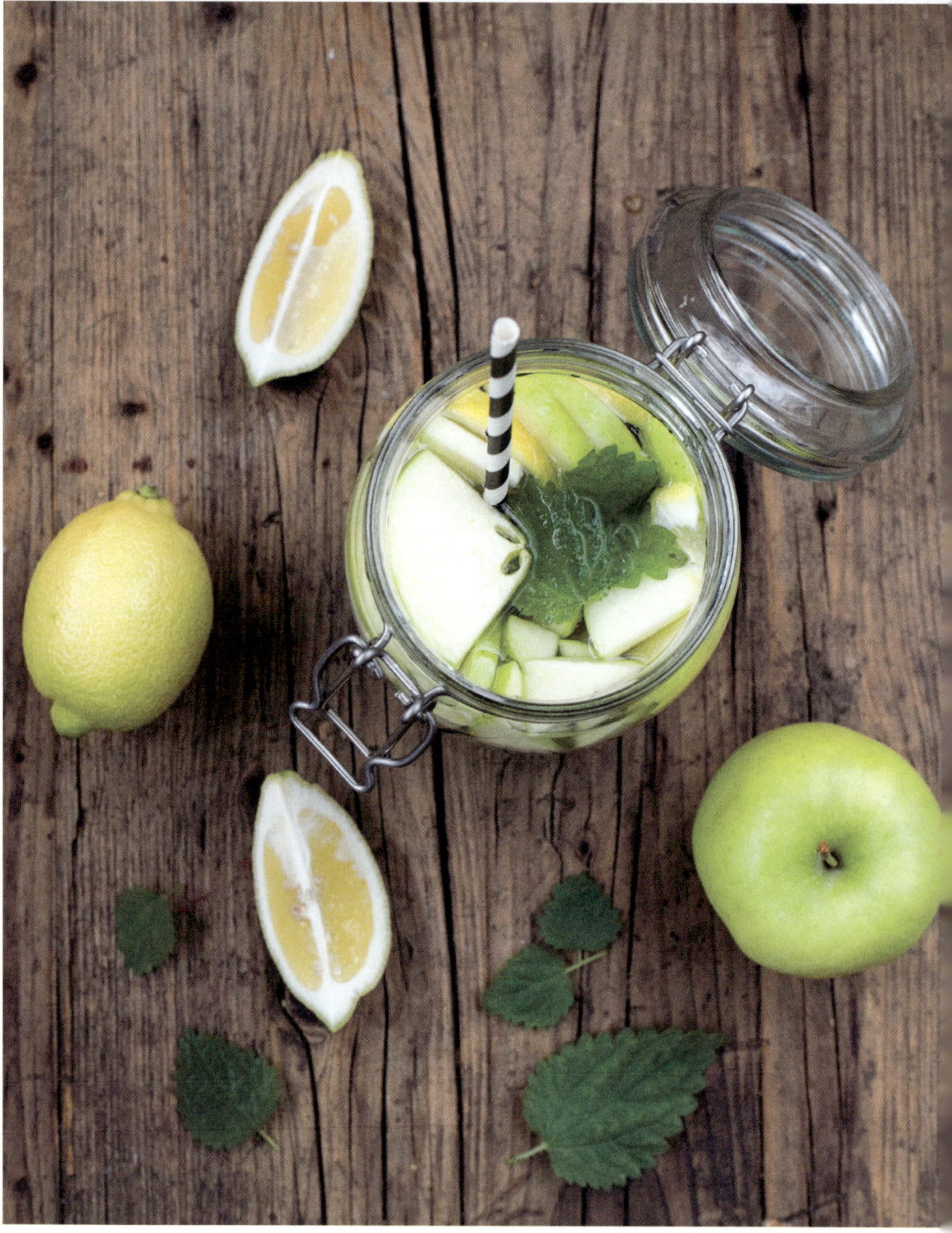

FRISCHES GRÜNES BRENNESSELWASSER

Sie brennen nicht – die zarten Spitzen! Ein, zwei Blattspitzen werden von jeder Pflanze gepflückt und geben diesem Vitaminwasser eine Extraportion Vitalkraft.

ZUTATEN

1 großer Apfel

1 kleine Handvoll junge Brennnesselspitzen

½ Bio-Zitrone

1 l Wasser

ZUBEREITUNG

1 Den Apfel waschen, vierteln, Kerngehäuse entfernen und jedes Viertel nochmals in 4 Stücke teilen. Brennnesseln verlesen und waschen. Mit einem Trinkglasboden auf einer glatten Unterlage (Schneidbrett o. Ä.) andrücken, sodass sich die Zellen öffnen. Die Zitronen heiß abwaschen, abtrocknen und in 3 Spalten schneiden.

2 Das Wasser in eine Karaffe gießen und alle Aromenzutaten hineingeben. Mindestens 2 Stunden im Kühlschrank ziehen lassen. Gekühlt genießen.

GESUNDHEIT ✚

Die Brennessel ist ein wahres Wunderkraut. Sie ist voll mit gesundem Eisen und wächst überall. Wenn man sich mit ihr angefreundet hat, ist es eine Liebe fürs Leben!

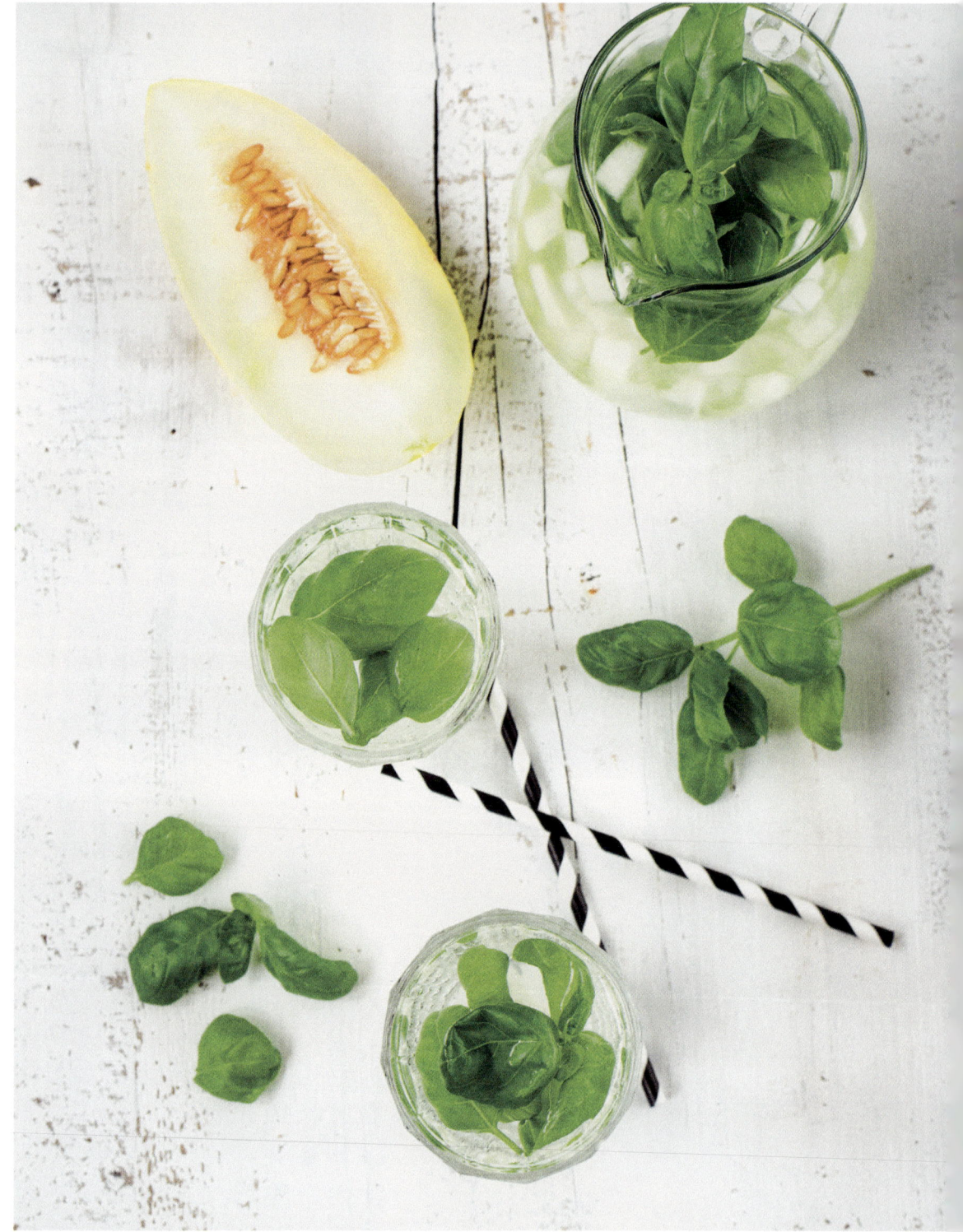

GELBES MELBAWASSER

Melone schwimmt neben Basilikum in einer hübschen Karaffe – bei diesem zarten Traumduo läuft einem gleich das Wasser im Mund zusammen.

ZUTATEN

¼ Melone nach Wahl
(am besten Honigmelone)

3 Stiele Basilikum

1l Wasser

ZUBEREITUNG

1 Die Melone schälen, die Kerne herauslöffeln und das Fruchtfleisch klein schneiden. Basilikum waschen, trocken schütteln, Blätter abzupfen und in grobe Streifen schneiden.

2 Das Wasser in eine Karaffe gießen, Melone und Basilikum zugeben und das Wasser mindestens 2 Stunden im Kühlschrank ziehen lassen. Anschließend gekühlt genießen.

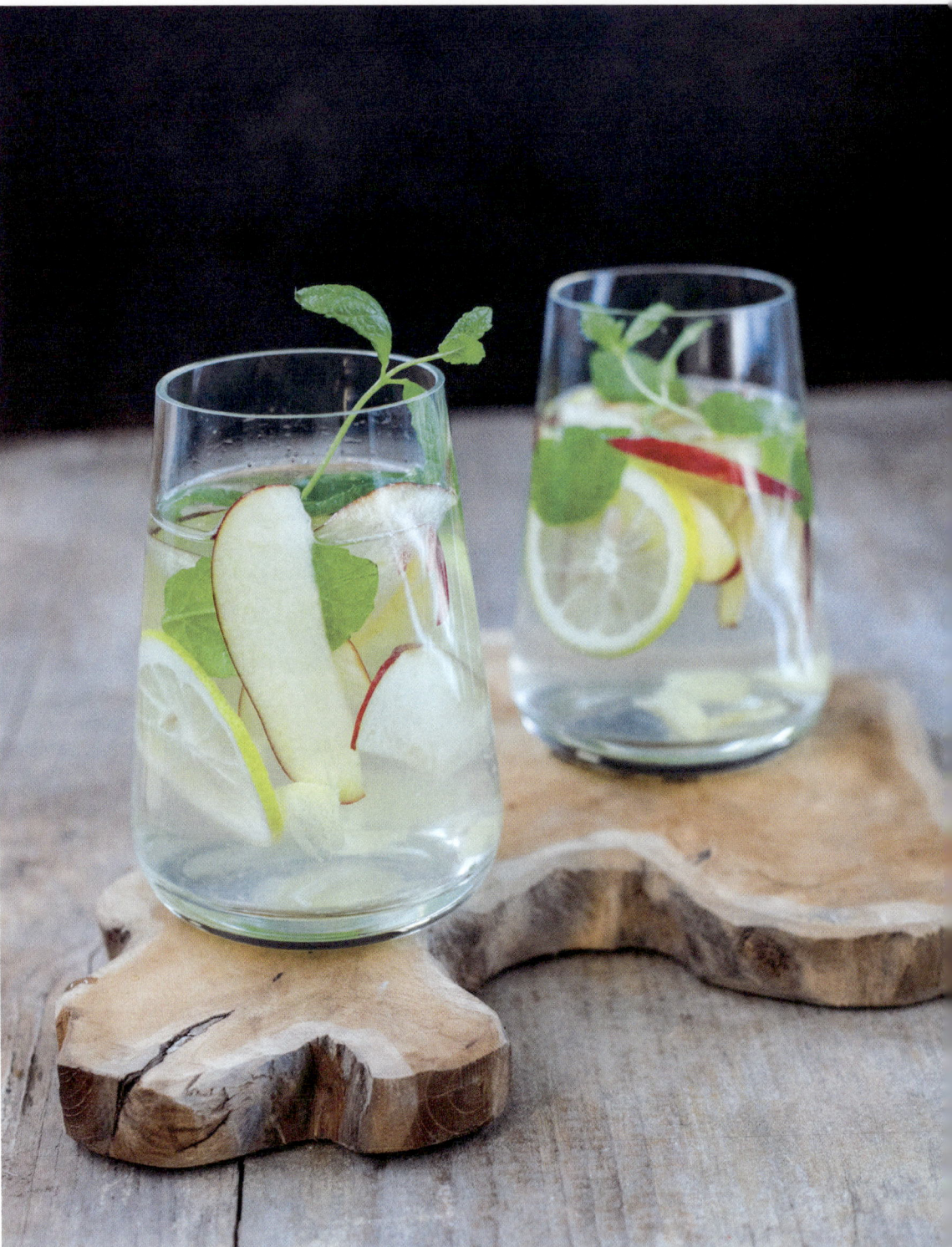

ZARTGELBES INGWERWASSER

„An apple a day" – Äpfel gibt es schließlich (fast) das ganze Jahr über. Minze und Ingwerverleihen dem Powergetränk noch ein zusätzliches Aroma.

ZUTATEN

1 Apfel

3 Zweige Minze

1 Bio-Zitrone

1 kleines Stück Ingwer

1l Wasser

ZUBEREITUNG

1 Den Apfel waschen, vierteln, Kerngehäuse entfernen und das Fruchtfleisch in schmale Spalten schneiden. Minze waschen und die Blättchen abzupfen. Mit einem Trinkglasboden auf einer glatten Unterlage (Schneidbrett o.Ä.) andrücken, sodass sich die Zellen öffnen. Zitrone heiß waschen, abtrocknen und in Scheiben schneiden. Den Ingwer ebenfalls waschen und in dünne Scheiben schneiden.

2 Das Wasser in eine Karaffe gießen und alle Aromenzutaten hineingeben. Mindestens 2 Stunden im Kühlschrank ziehen lassen. Gekühlt genießen.

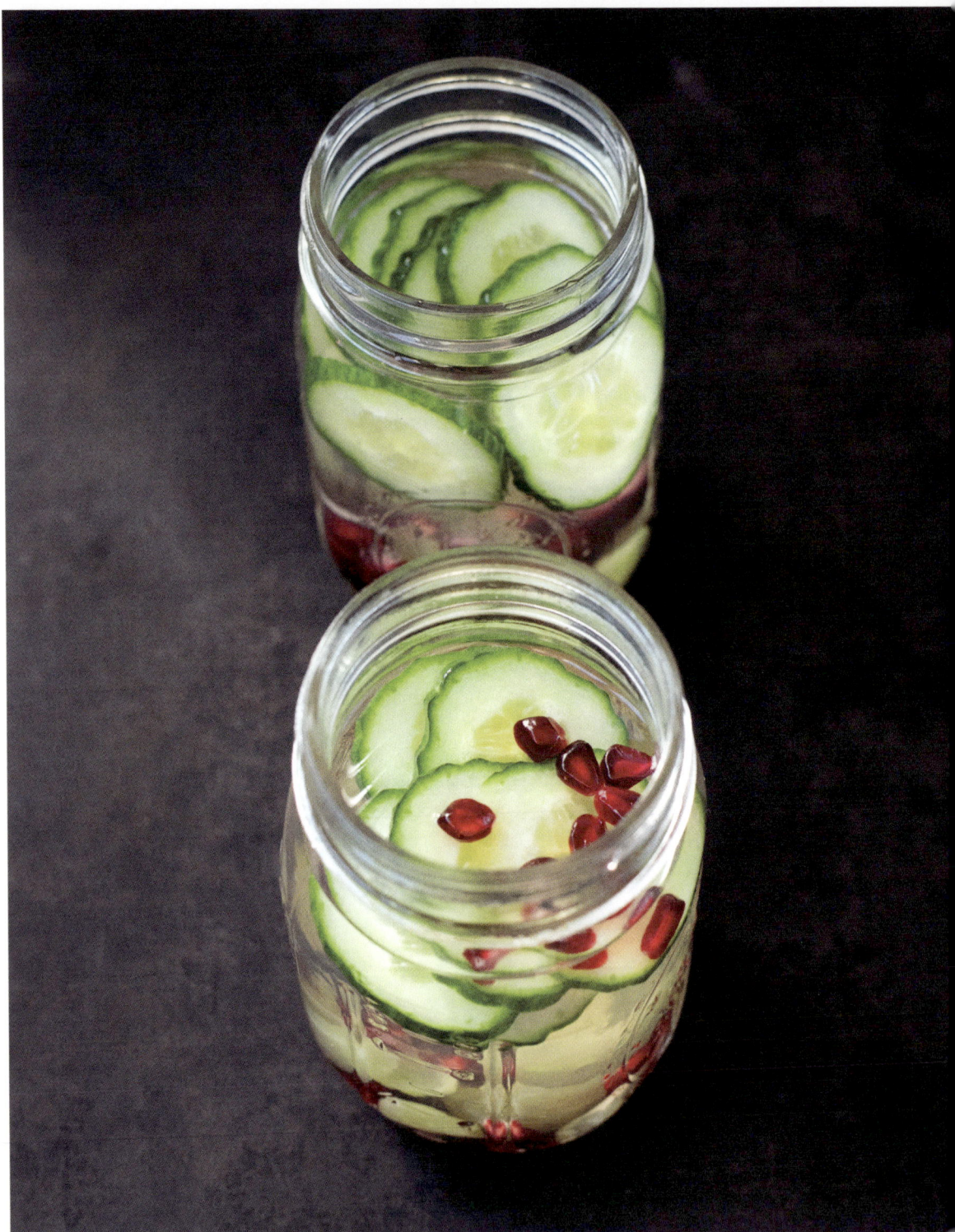

ROTES HERBST-WASSER

Reife Weintrauben und Granatapfel verfeinern dieses Vitaminwasser mit ihren herbstlichen Aromen und machen es auch optisch zu einem Highlight.

ZUTATEN

1 Handvoll Trauben
(grün oder blau)

½ Bio-Gurke

3 EL Granatapfelkerne

1 l Wasser

ZUBEREITUNG

1 Die Trauben waschen und halbieren. Die Gurke ebenfalls waschen und in Scheiben schneiden. Ein paar der Granatapfelkerne mit einem Messer leicht andrücken, dass sie aufplatzen. Aber Vorsicht: Dabei kann es spritzen und der Saft färbt Arbeitsgeräte, Finger und Kleidung.

2 Das Wasser in eine Karaffe gießen und alle Aromenzutaten hineingeben. Mindestens 2 Stunden im Kühlschrank ziehen lassen. Gekühlt genießen.

GESUNDHEIT +

Granatäpfel werden wegen ihres extrem hohen Gehalts an Antioxidanzien und Spurenelementen als eine der Gesündesten Fruchtsorten geschätzt. Außerdem sind sie ein hervorragendes Anti-Aging Mittel.

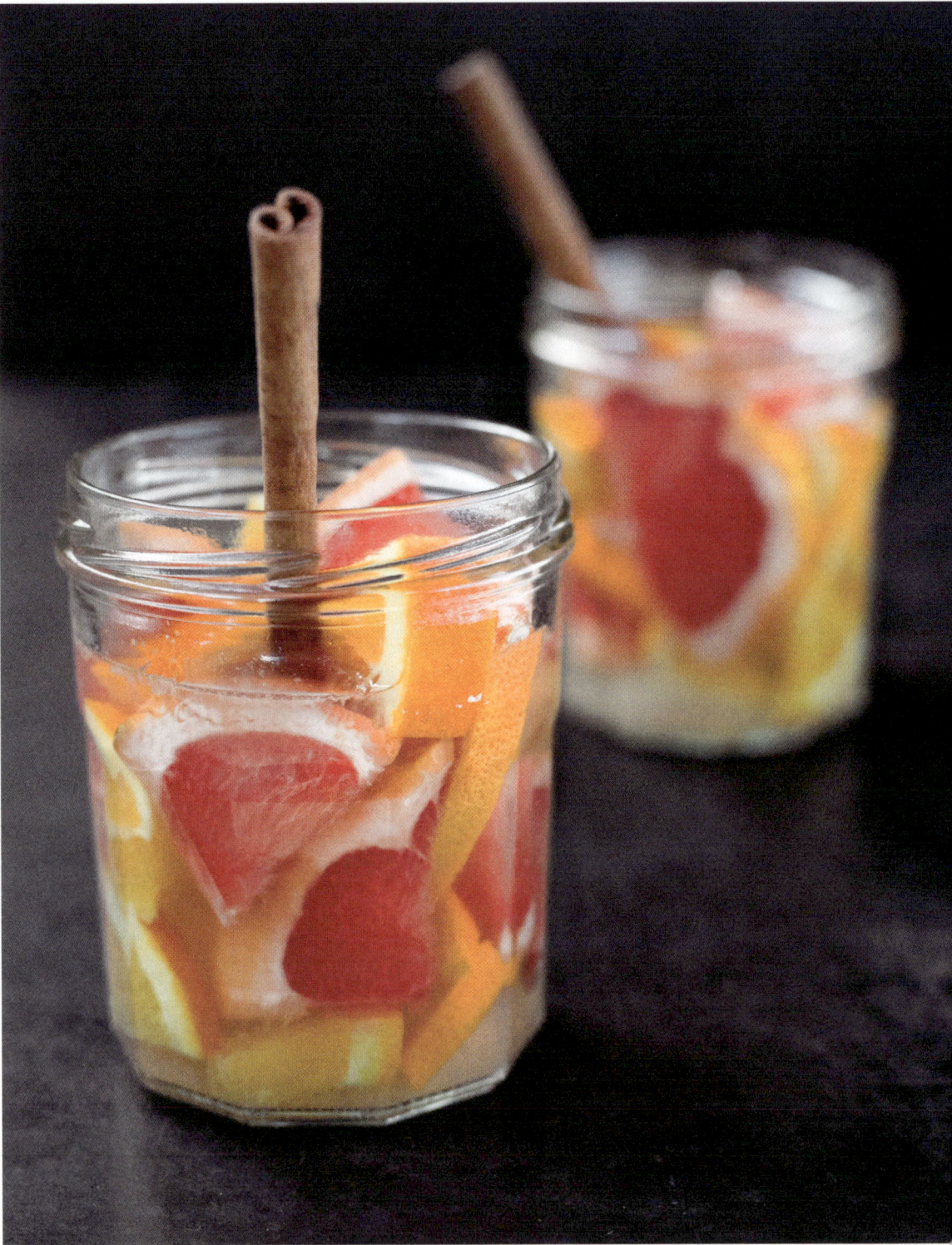

ZIMTWASSER

Blutorangen sind die Stars unter den winterlichen Zitrusfrüchten – lass sie mit dem Wintergewürz Nummer eins und den Grapefruits schwimmen!

ZUTATEN

½ Bio-Grapefruit

1 Bio-Orange oder Bio-Blutorange

1 Zimtstange

1 l Wasser

ZUBEREITUNG

1 Die Grapefruit und Orange/Blutorange waschen und beides mit der Schale in Spalten oder Scheiben schneiden.

2 Das Wasser in eine Karaffe gießen und alle Aromenzutaten hineingeben. Mindestens 2 Stunden im Kühlschrank ziehen lassen. Gekühlt genießen.

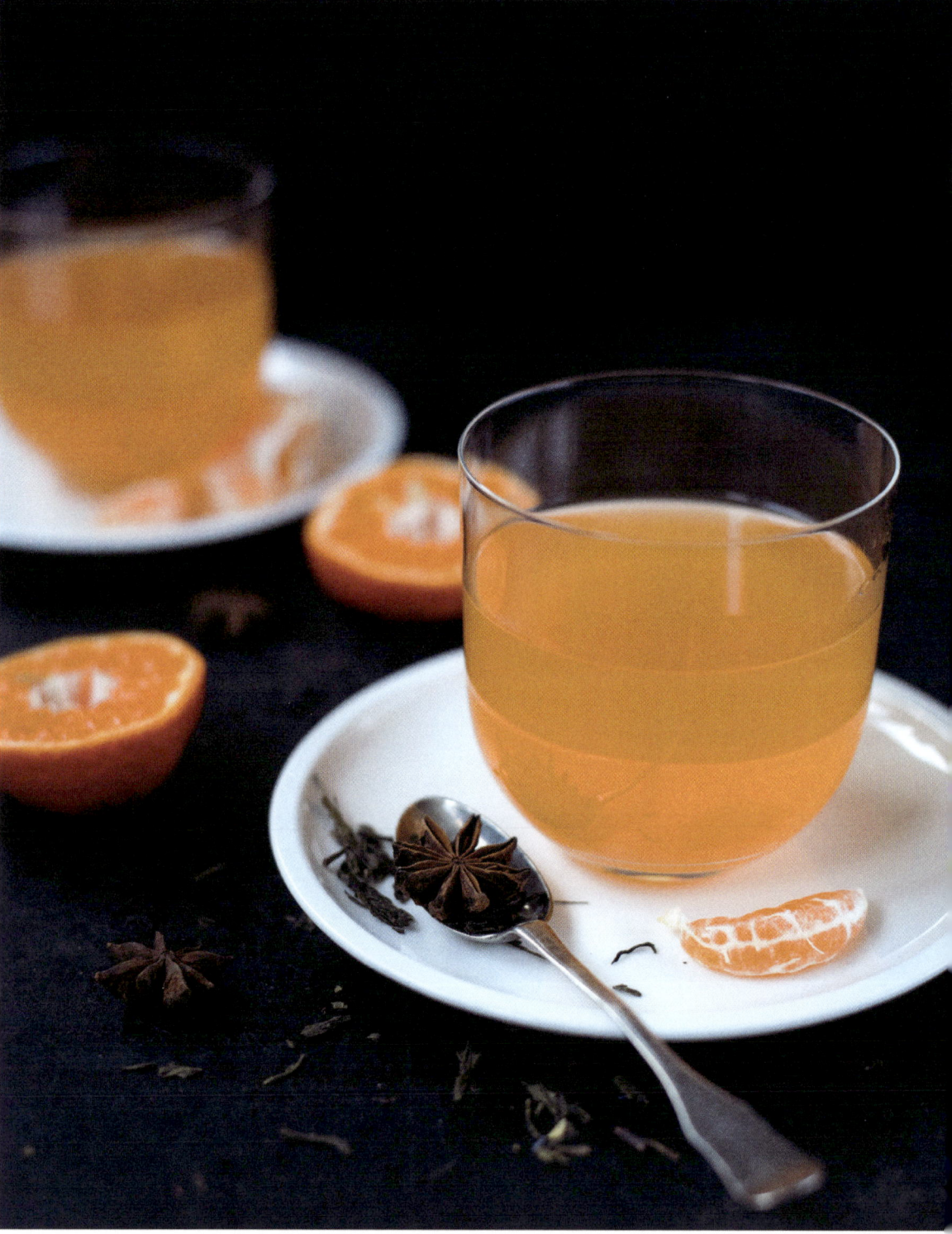

JASMINTEE

Einfach nur Tee ist manchmal langweilig – deswegen lässt sich diese Version mit Frucht, Gewürzen, Vitaminen und Genuss pur pimpen!

ZUTATEN

1 l Wasser

2 TL Jasminteeblätter (oder grüne Teeblätter, nach Belieben)

1 Sternanis

2 Bio-Mandarinen

3 EL Sanddorn-Muttersaft

ZUBEREITUNG

1 Das Wasser in einem Topf aufkochen. Den Jasmintee mit dem Sternanis in einen Teebeutel oder ein Teesieb füllen und in eine Teekanne geben.

2 Eine Mandarine heiß waschen, abtrocknen und in Scheiben schneiden. Ebenfalls in die Teekanne geben. Den Tee mit dem kochenden Wasser aufbrühen und ca. 3 Minuten ziehen lassen.

3 Inzwischen die zweite Mandarine auspressen. Den Tee abgießen und mit Mandarinen- und Sanddornsaft aufgießen. In Teegläsern oder Bechern servieren.

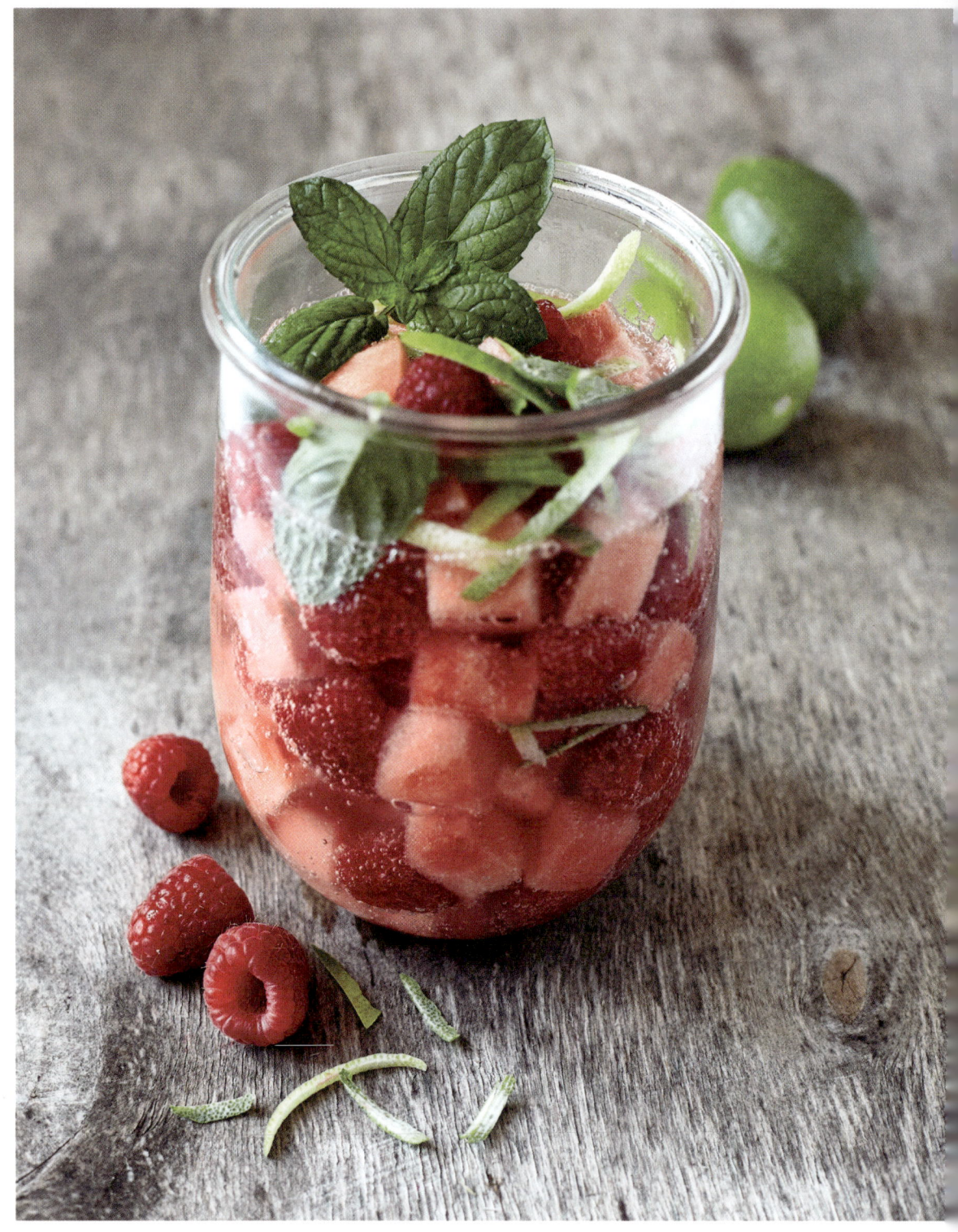

WASSERMELONEN-HIMBEER-BOWLE

Mit dieser erfrischenden alkoholfreien Bowle
kann der Sommer kommen!

ZUTATEN

1 Wassermelone (ca. 2 kg)

2 Bio-Limetten

150 g Himbeeren, frisch oder
tiefgekühlt

1 l eiskaltes Mineralwasser

Eiswürfel

1 kleines Bund Minze

ZUBEREITUNG

1 Wassermelone vierteln und Kerne entfernen. Aus
dem Fruchtfleisch etwa 2 x 2 cm große Stücke
schneiden und in ein großes Gefäß geben.

2 Die Limetten heiß abspülen und mit einem Schäler
oder einem scharfen Messer vorsichtig dünne Scheiben der Schale abschälen. Anschließend die Limetten halbieren, auspressen und den Saft ebenfalls in
das Gefäß geben.

3 Die Himbeeren waschen und dazugeben und das
Gefäß mit Mineralwasser aufgießen. Dann ein paar
Eiswürfel hinzufügen und mit Limettenschale und
der gewaschenen und trocken getupften Minze
garnieren.

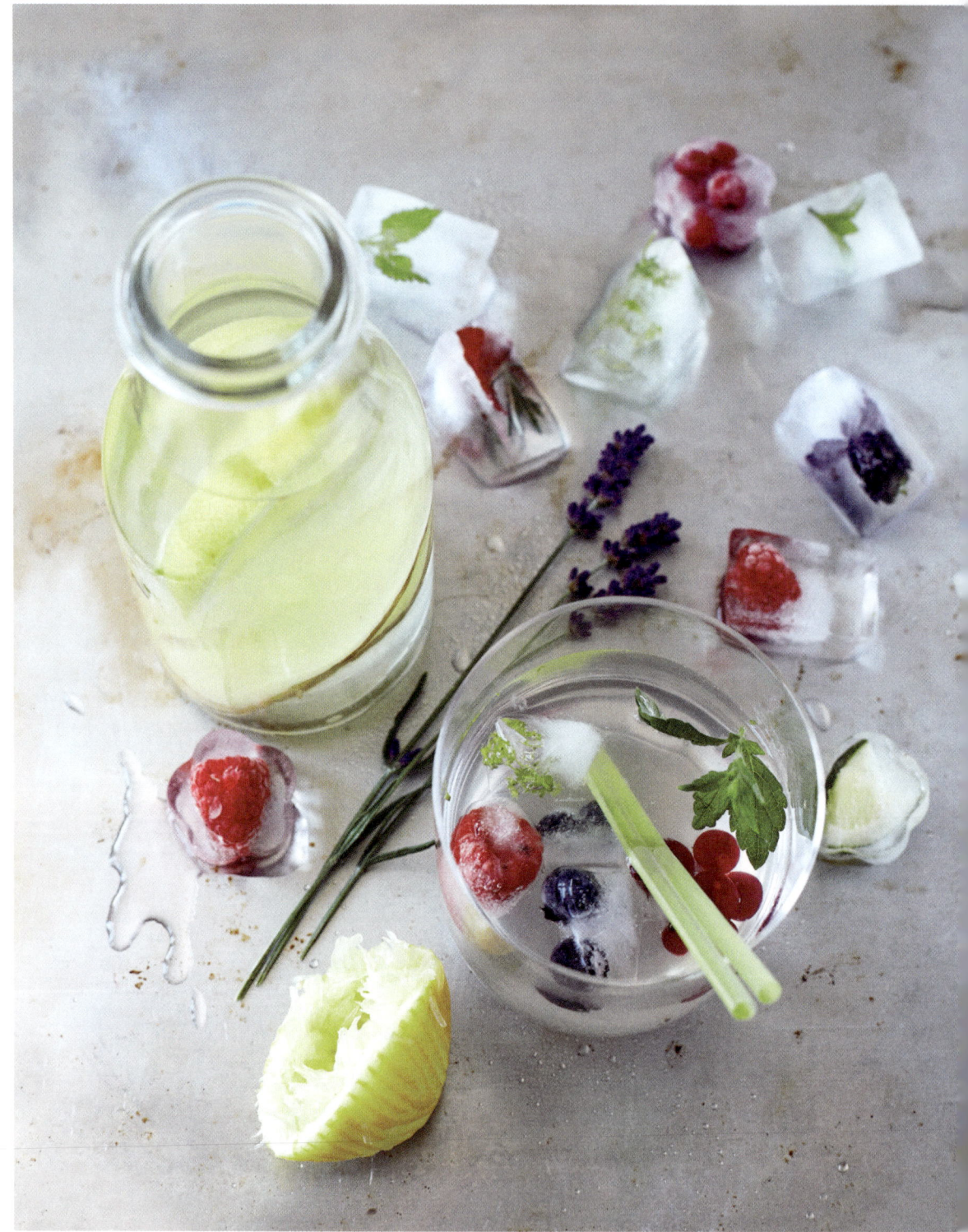

GRÜNES DETOX-WASSER MIT INGWER

Das Detox-Wasser ist der perfekte Sommerdrink!
Genieße es in kleinen Schlucken und am besten
immer eisgekühlt.

ZUTATEN

½ Gurke

1 grüner Apfel (z. B. Granny Smith)

10 Minzeblätter

1 daumengroßes Stück frischer
Ingwer

1 Limette

1 l Wasser

1 kleine Messerspitze Cayennepfeffer

ZUBEREITUNG

1 Gurke, Apfel und Minzeblätter waschen. Die Gurke
in dünne Scheiben schneiden. Den Apfel vierteln,
entkernen und ebenfalls in dünne Scheiben schneiden. Ingwer schälen und in Scheiben schneiden.
Den Saft der Limette auspressen.

2 Das Wasser in eine große Karaffe geben. Ingwer,
Gurke, Apfel, Limettensaft, Minzeblätter und
Cayennepfeffer dazugeben.

3 Das Detox-Wasser in den Kühlschrank stellen und
ein paar Stunden ziehen lassen.

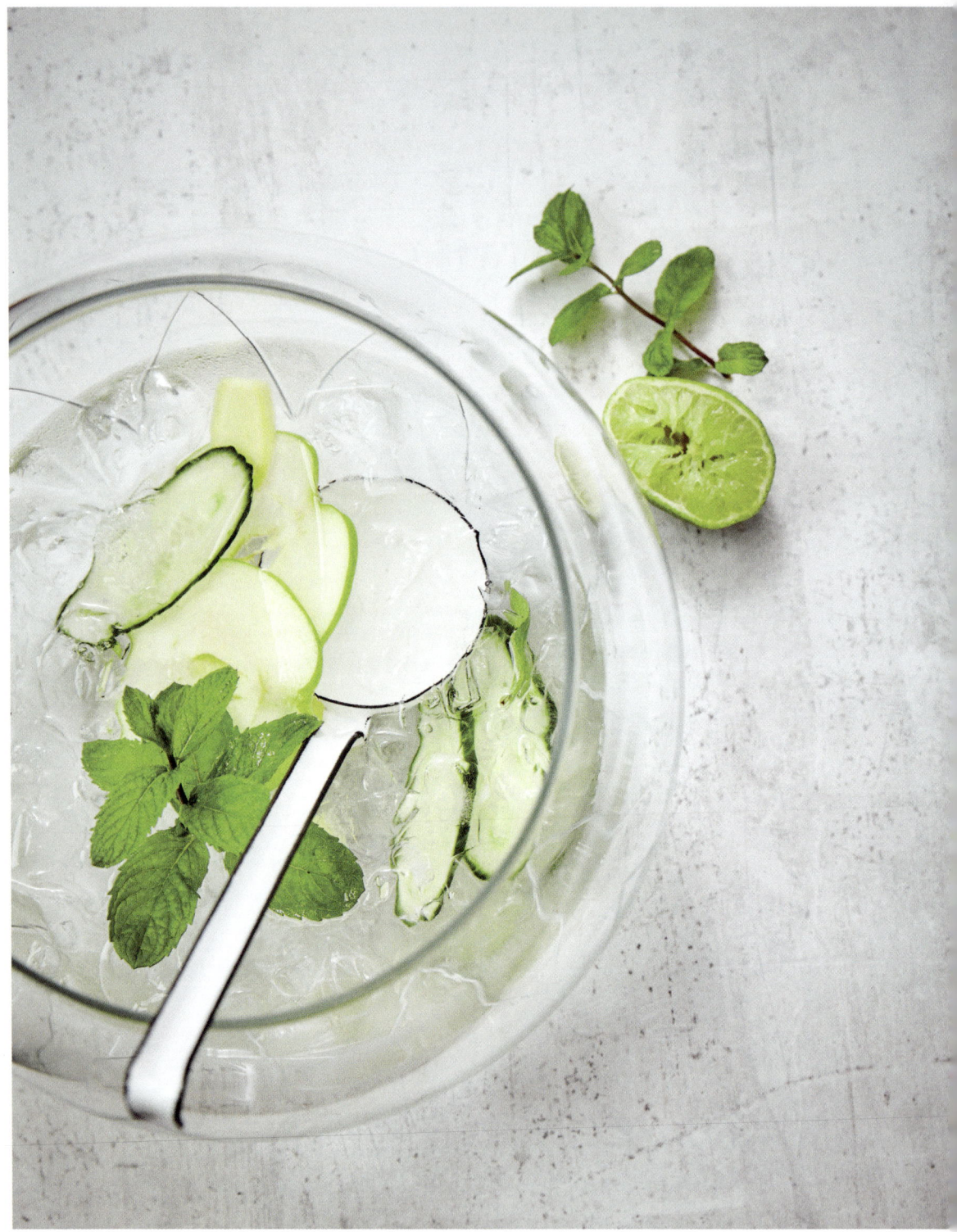

ZITONEN-INGWER-EISTEE

Egal, ob am Strand, im Park oder nachmittags im Büro – ein Eistee sorgt für einen kühlen Kopf und gute Laune!

ZUTATEN

4–5 cm frischer Ingwer

2 Bio-Zitronen

1 l Wasser

Eiswürfel

ZUBEREITUNG

1 Den Ingwer waschen und in dünne Scheiben schneiden. Eine Zitrone heiß abwaschen und die Schale abreiben.

2 Das Wasser in einem Topf aufkochen und Ingwerscheiben und Zitronenschale dazugeben.

3 Den „Ingwertee" etwa 10 Minuten ziehen lassen, dann die Ingwer- und Zitronenstücke abseihen und den Tee ½ Stunde abkühlen lassen.

4 In der Zwischenzeit beide Zitronen auspressen. Wenn der Tee vollständig abgekühlt ist, Zitronensaft und Eiswürfel hinzufügen.

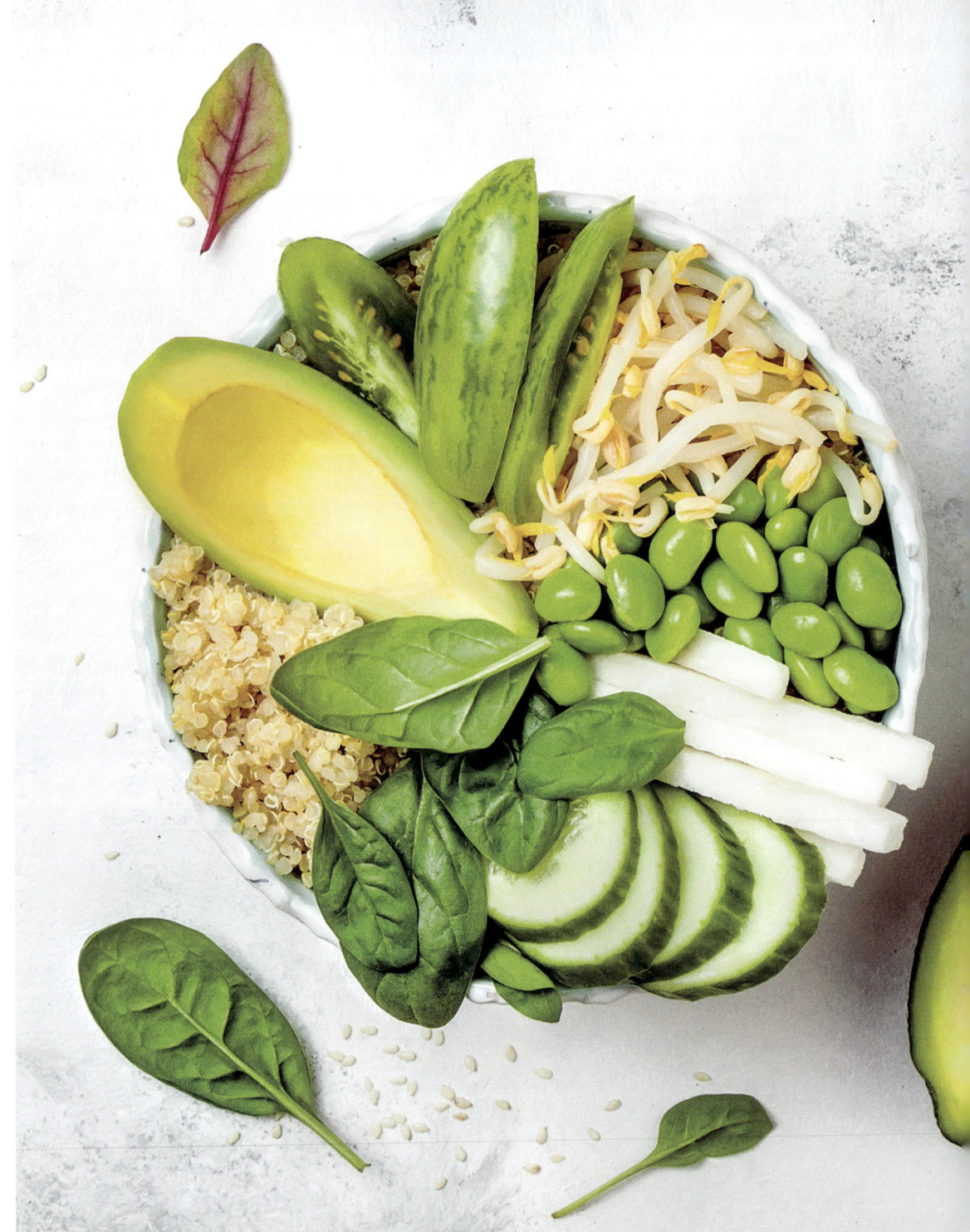

LEICHTE
GERICHTE

Abwechslungsreiche Gerichte, die vollgepackt sind mit Vitaminen, Mineralstoffen und sekundären Pflanzenstoffen. Sie runden die Smoothie-Kur perfekt ab und zeigen dir, wie leicht der Start in ein gesundes Leben ist. Praktischerweise sind die Rezepte bereits für 2 Personen berechnet, dann könnt ihr auch zu zweit in den Nutzen der vitalstoffreichen Gerichte kommen.

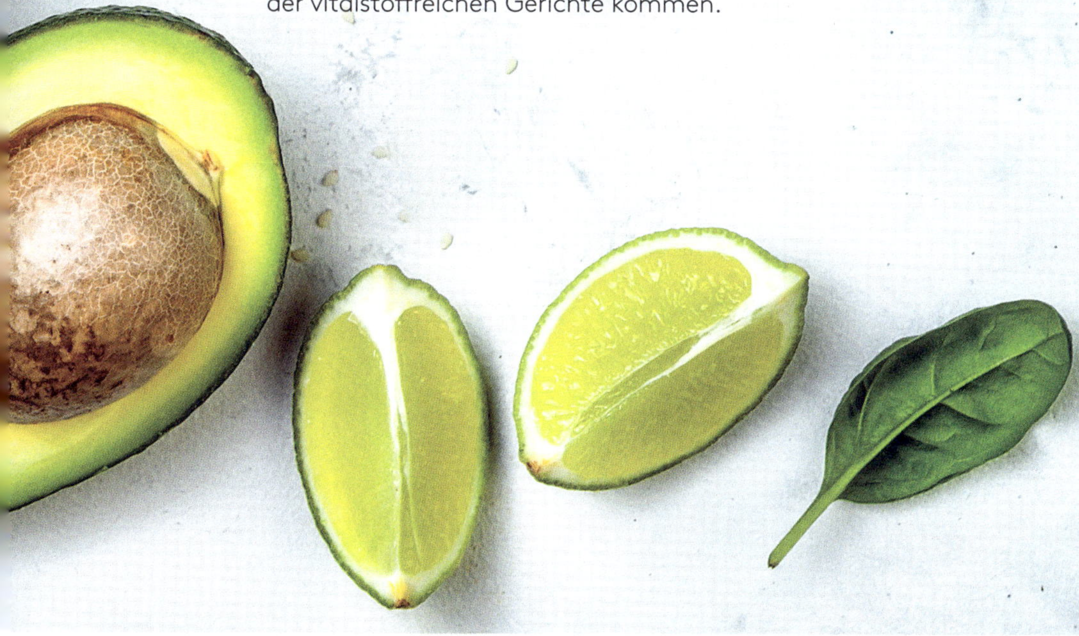

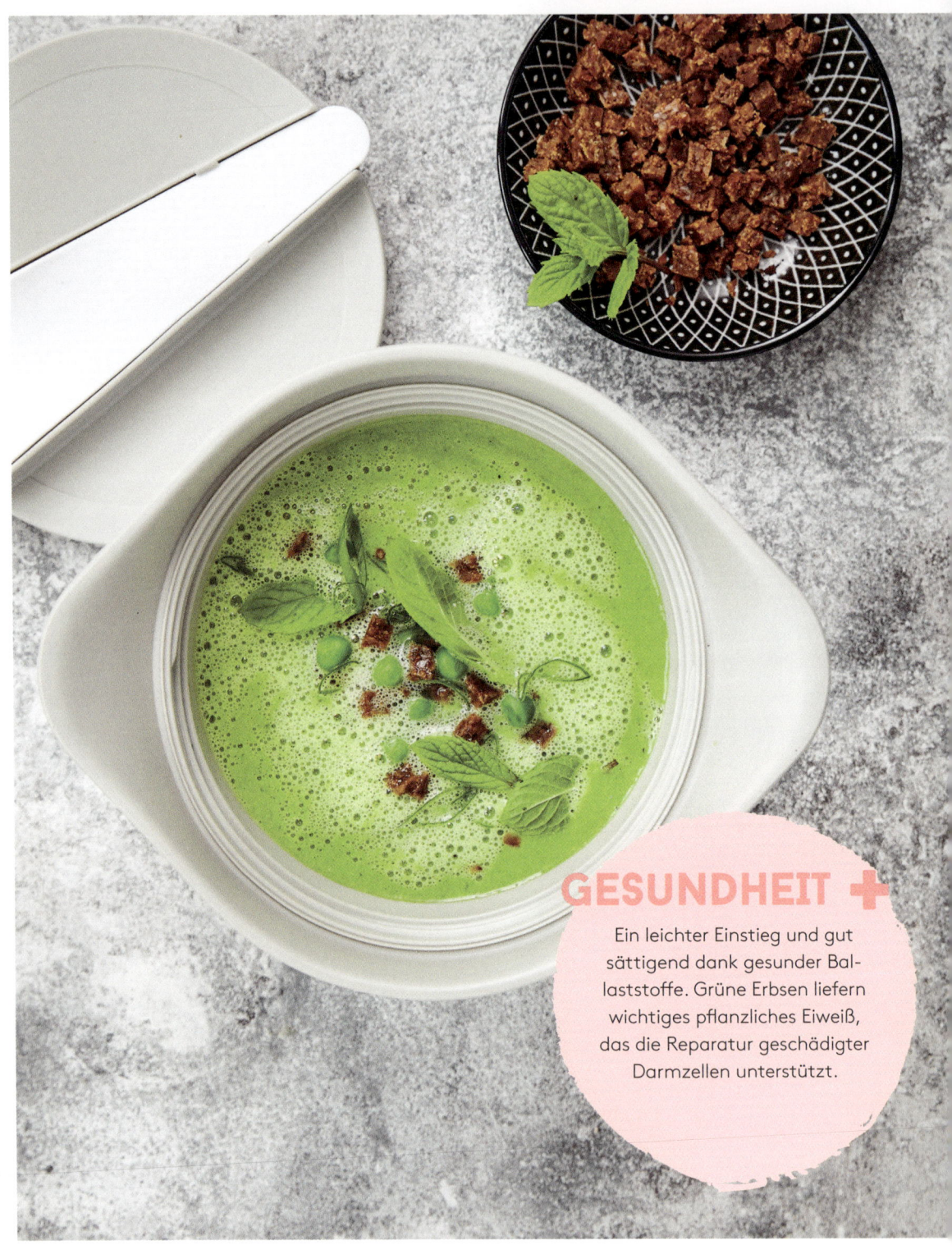

ERBSENSUPPE MIT PUMPERNICKEL

Diese Suppe lässt die Geschmacksknospen aufblühen und macht rundum glücklich. Außerdem wird sie als Geheimrezept bei Erschöpfung und Abgeschlagenheit gehandelt.

ZUTATEN

FÜR DIE ERBSEN-SUPPE:

3 Schalotten; **1** Knoblauchzehe

1 EL Olivenöl

1 TL Vollrohrzucker

1 Prise gemahlener Kreuzkümmel

500 ml Gemüsebrühe oder Wasser

250 g Erbsen, tiefgekühlt

1 Handvoll Minzeblätter

½ Bio-Limette

Muskatnuss, frisch gerieben

Salz, Pfeffer

SONSTIGES:

Pumpernickel; Frühlingslauch;

Minzeblätter

ZUBEREITUNG

1 Die Schalotten und die Knoblauchzehe schälen, klein schneiden und in dem Olivenöl mit dem Vollrohrzucker und 1 Prise Kreuzkümmel glasig andünsten. Mit der Gemüsebrühe auffüllen und kurz aufkochen.

2 Anschließend die Erbsen sowie die Minze zugeben und 5 Minuten bei kleiner Hitze köcheln lassen. Alles zusammen sehr fein pürieren, die Suppe durch ein feines Sieb passieren und mit etwas Limettensaft, Muskatnuss, Salz und Pfeffer abschmecken.

3 Als Einlage den Pumpernickel in feine Würfel schneiden, den Frühlingslauch waschen, putzen und in feine Ringe schneiden, die Minze waschen und in feine Streifen schneiden. Die Einlage erst kurz vor dem Essen hinzugeben.

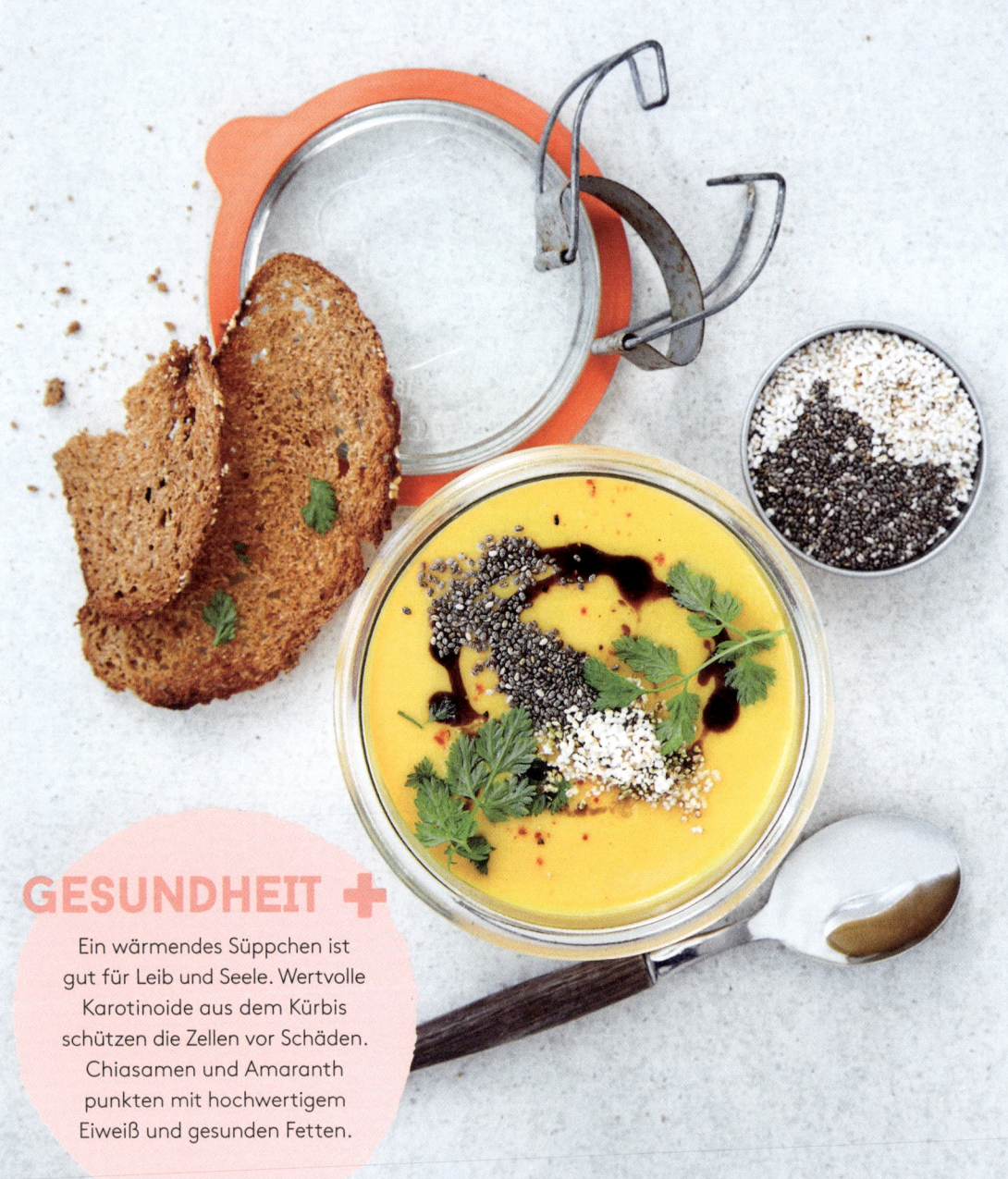

GESUNDHEIT +

Ein wärmendes Süppchen ist gut für Leib und Seele. Wertvolle Karotinoide aus dem Kürbis schützen die Zellen vor Schäden. Chiasamen und Amaranth punkten mit hochwertigem Eiweiß und gesunden Fetten.

KÜRBISSUPPE MIT CURRY UND KOKOS

Der Hokkaido ist der einzige Kürbis, den man nicht schälen muss. Wer keine Orange mag, kann diese auch durch einen Schuss naturtrüben Apfelsaft ersetzen.

ZUTATEN

250 g Kürbis, z. B. Hokkaido

1 Speisezwiebel; **1** Knoblauchzehe

1 EL Kokosöl

1 EL rote Currypaste, nach Belieben mehr oder weniger

200 ml Gemüsebrühe

200 ml Kokosmilch

1 Sternanis; **½** Zimtstange

1 Lorbeerblatt

1 Bio-Orange

Salz, Pfeffer

ZUM SERVIEREN:

natives Kürbiskernöl

Chia-Samen; gepuffter Amarant

ein paar Kerbelblätter

ZUBEREITUNG

1 Den Kürbis halbieren, entkernen und grob würfeln. Die Zwiebel und den Knoblauch schälen und fein würfeln. Zusammen in dem Kokosöl glasig dünsten. Dann die Currypaste zugeben und mit anrösten.

2 Mit der Gemüsebrühe und der Kokosmilch ablöschen, die Gewürze dazugeben und in 20 Minuten weich kochen. Anschließend die Gewürze wieder herausnehmen und die Suppe fein pürieren. Mit dem Abrieb und dem Saft der Orange verfeinern und mit etwas Salz und Pfeffer abschmecken.

3 Zum Servieren mit etwas Kürbiskernöl beträufeln sowie mit Chia-Samen, gepufftem Amaranth und Kerbel bestreuen.

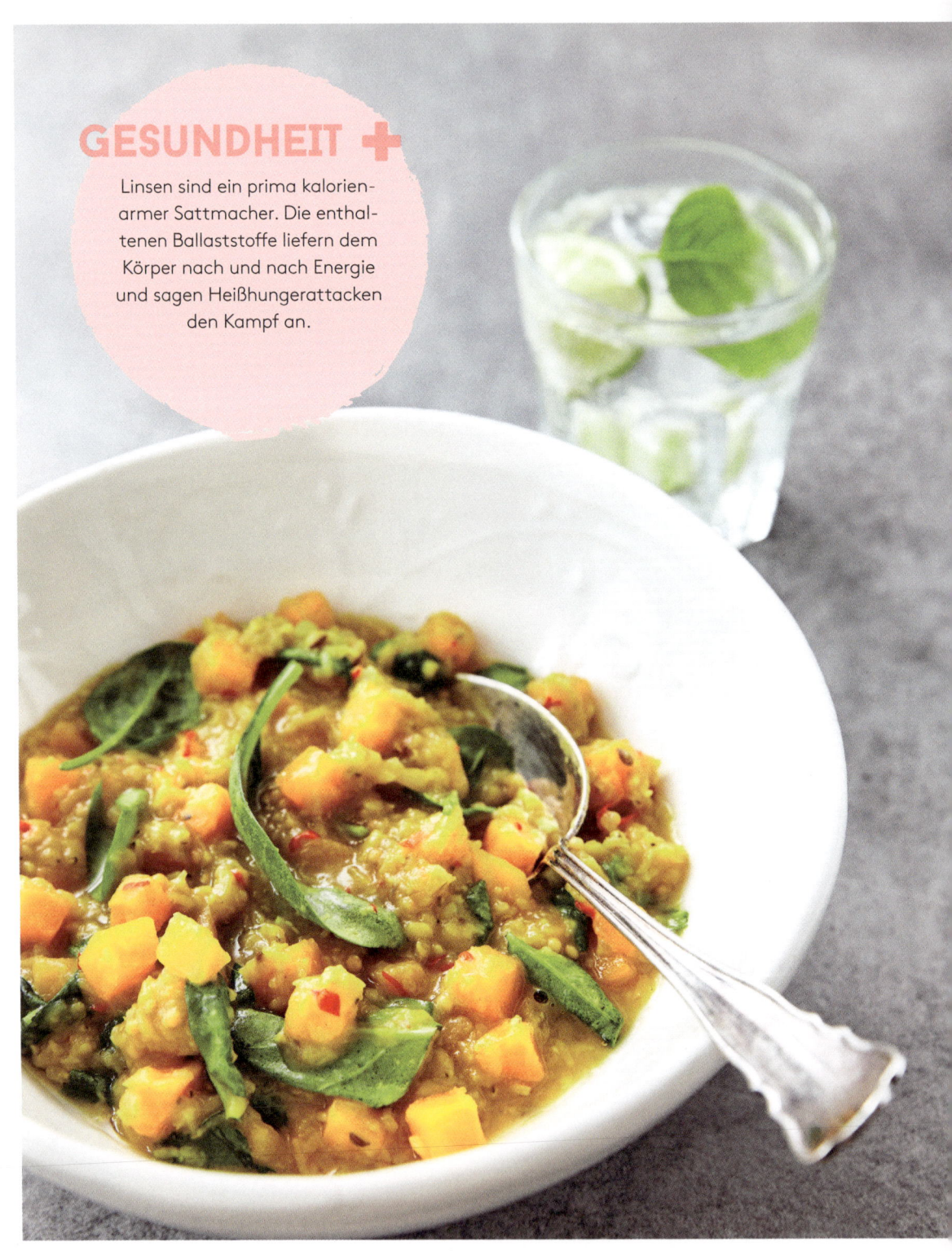

KÜRBIS-SPINAT-DAL

Ein feines Gericht für kalte Tage, mit indischem Touch, vielen Vitaminen und Mineralstoffen.

ZUTATEN

100 g rote Linsen

1 rote Zwiebel

1 Knoblauchzehe

1 daumengroßes Stück frischer Ingwer

1 rote Chilischote

2 EL Olivenöl

½ TL Kurkumapulver

1 TL Meersalz

1 TL gemahlener Kümmel

1 TL Senfsamen

200 g Butternut-Kürbis (wahlweise Hokkaido- oder Muskat-Kürbis)

2 Handvoll Spinat

ZUBEREITUNG

1 Die Linsen in einem Sieb mit heißem Wasser abspülen und abtropfen lassen. Inzwischen Zwiebel, Knoblauch und Ingwer schälen und jeweils klein schneiden. Die Chilischote längs aufschneiden, putzen, waschen und klein schneiden.

2 Olivenöl in einer Pfanne mit Deckel erhitzen, Zwiebel, Knoblauch und Chili darin 5 Minuten anbraten. Linsen, Ingwer, Kurkumapulver, Meersalz, Kümmel und Senfsamen dazugeben und kurz anbraten. Dann so viel Wasser dazugießen, dass die Linsen etwa zwei fingerbreit mit Wasser bedeckt sind. Den Deckel schräg auflegen und die Linsen bei mittlerer Hitze in etwa 8 Minuten garen.

3 Inzwischen den Kürbis schälen (Hokkaido-Kürbis nicht schälen!), entkernen und in kleine Würfel schneiden. Spinat putzen, waschen und abtropfen lassen. Den Kürbis zu den Linsen geben und unter gelegentlichem Rühren 12–15 Minuten köcheln lassen, bis er weich und das Wasser eingekocht ist. Den Spinat unterrühren und bei niedriger Hitze 3–5 Minuten weiterköcheln lassen.

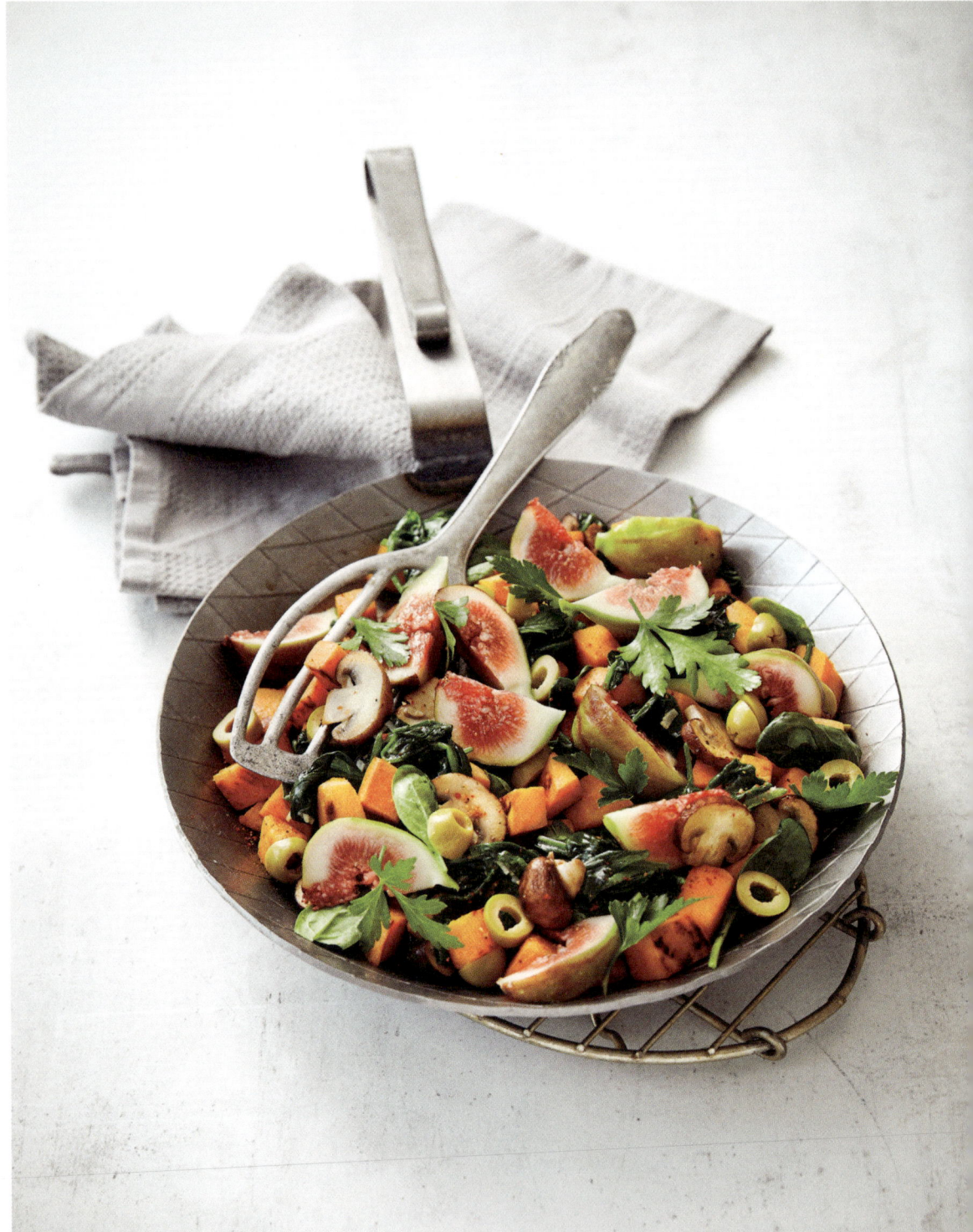

SÜSSKARTOFFEL-SPINAT-PFANNE

So kannst du ohne großen Aufwand schnell ein leckeres Gericht zaubern, das jedem schmeckt und supergut ohne Fleisch auskommt.

ZUTATEN

1 große Süßkartoffel

2 Knoblauchzehen

2 EL Olivenöl

100 g Champignons

2 Handvoll Spinat

Meersalz, Pfeffer

5 frische Feigen

6 schwarze Oliven ohne Stein

ZUBEREITUNG

1 Die Süßkartoffel schälen und in kleine Würfel schneiden. Den Knoblauch schälen und ebenfalls klein würfeln.

2 Das Olivenöl in einer Pfanne erhitzen, den Knoblauch darin 2 Minuten anbraten. Die Süßkartoffelwürfel dazugeben und bei mittlerer Hitze in 10–15 Minuten weich braten.

3 Inzwischen die Champignons putzen, trocken abreiben und in Scheiben schneiden. Den Spinat putzen, waschen und abtropfen lassen. Dann mit den Pilzen zur Süßkartoffel geben und ein paar Minuten mit anbraten. Mit Meersalz und Pfeffer würzen.

4 Die Feigen waschen und klein schneiden. Die Oliven in Scheiben schneiden. Beides unter das Gemüse mischen und kurz erwärmen. Auf zwei Tellern anrichten und servieren.

GESUNDHEIT +

Spinat liefert reichlich Vitamin C – zum Aufbau und zur Stärkung der Abwehrkräfte. Zudem enthält das grüne Blattgemüse wichtige Antioxidantien, die die Zellen vor freien Radikalen schützen.

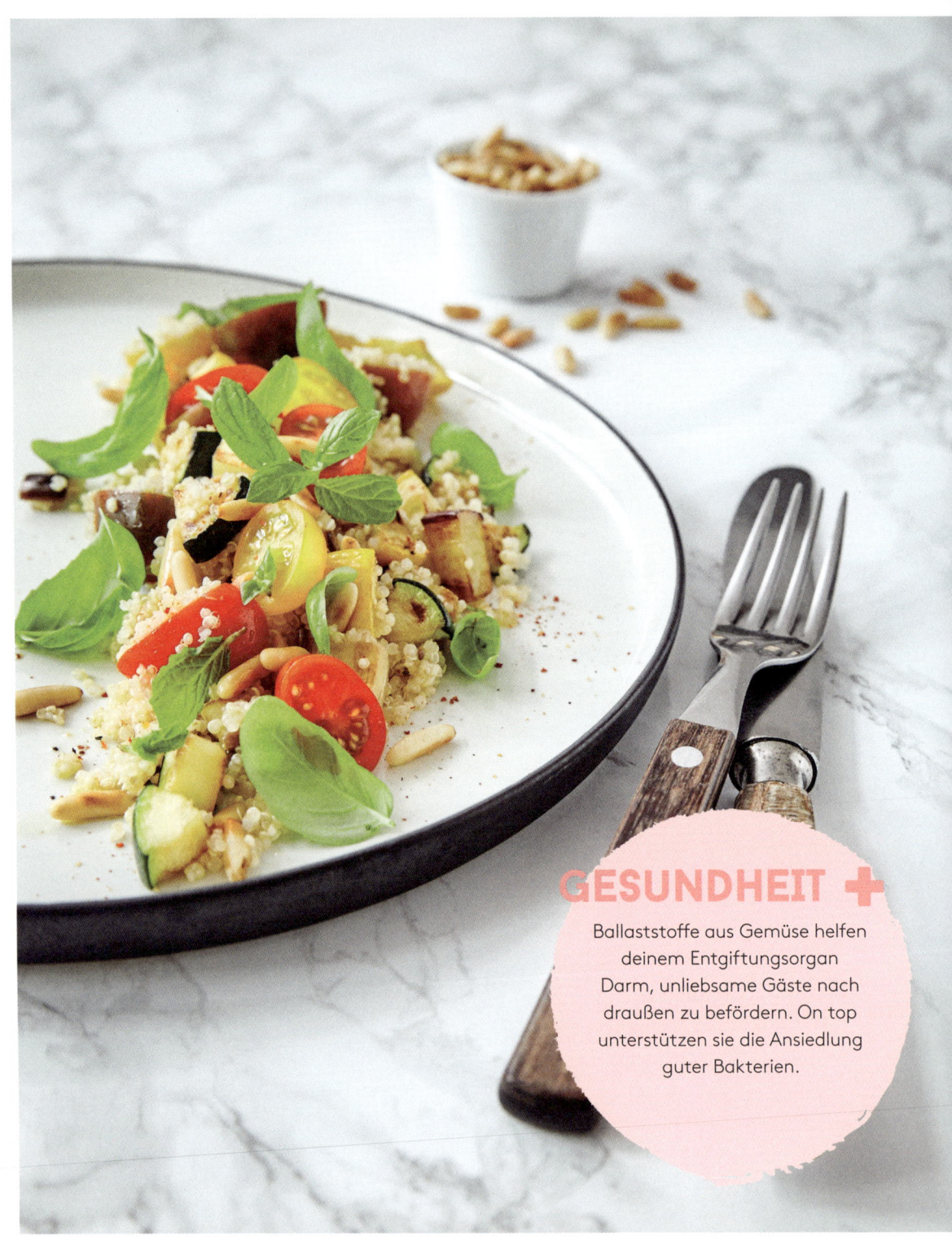

GESUNDHEIT +

Ballaststoffe aus Gemüse helfen deinem Entgiftungsorgan Darm, unliebsame Gäste nach draußen zu befördern. On top unterstützen sie die Ansiedlung guter Bakterien.

QUINOASALAT MIT GERÖSTETEM GEMÜSE

Quinoa ist ein Allroundtalent und vielseitig verwendbar, beispielsweise wie hier als Ergänzung im Salat.

ZUTATEN

FÜR DEN SALAT:

1 Zucchini

1 kleine Aubergine

2 EL Olivenöl

Meersalz, Pfeffer

70 g Quinoa

1 EL Pinienkerne

10 Kirschtomaten

FÜR DAS DRESSING:

1 Knoblauchzehe

1 Zitrone

Meersalz

2 EL Olivenöl

10 Basilikumblätter

10 Minzeblätter

ZUBEREITUNG

1 Backofen auf 220 °C Ober-/Unterhitze vorheizen. Backblech mit Backpapier auslegen. Zucchini und Aubergine putzen, waschen und würfeln. Beides auf das Backblech legen und mit Olivenöl beträufeln. Mit Meersalz und Pfeffer würzen. Gemüse im Backofen (mittlere Schiene) 20 Minuten backen.

2 Quinoa wie auf Seite 139 in Step 1 zubereiten.

3 Pinienkerne in einer beschichteten Pfanne ohne Fett bei mittlerer Hitze goldbraun rösten. Pinienkerne herausnehmen und zum Abkühlen auf einen Teller geben. Die Kirschtomaten waschen und halbieren. Mit dem noch warmen Quinoa, Gemüse und Pinienkernen in eine Schüssel geben und alles vorsichtig vermischen.

4 Für das Dressing Knoblauch schälen und klein schneiden. Zitronensaft mit Meersalz, Knoblauch und Olivenöl verrühren und den Salat damit anmachen. Nach Belieben mit Salz und Pfeffer abschmecken. Basilikum und Minze waschen, trocken tupfen, klein zupfen und den Salat damit garnieren.

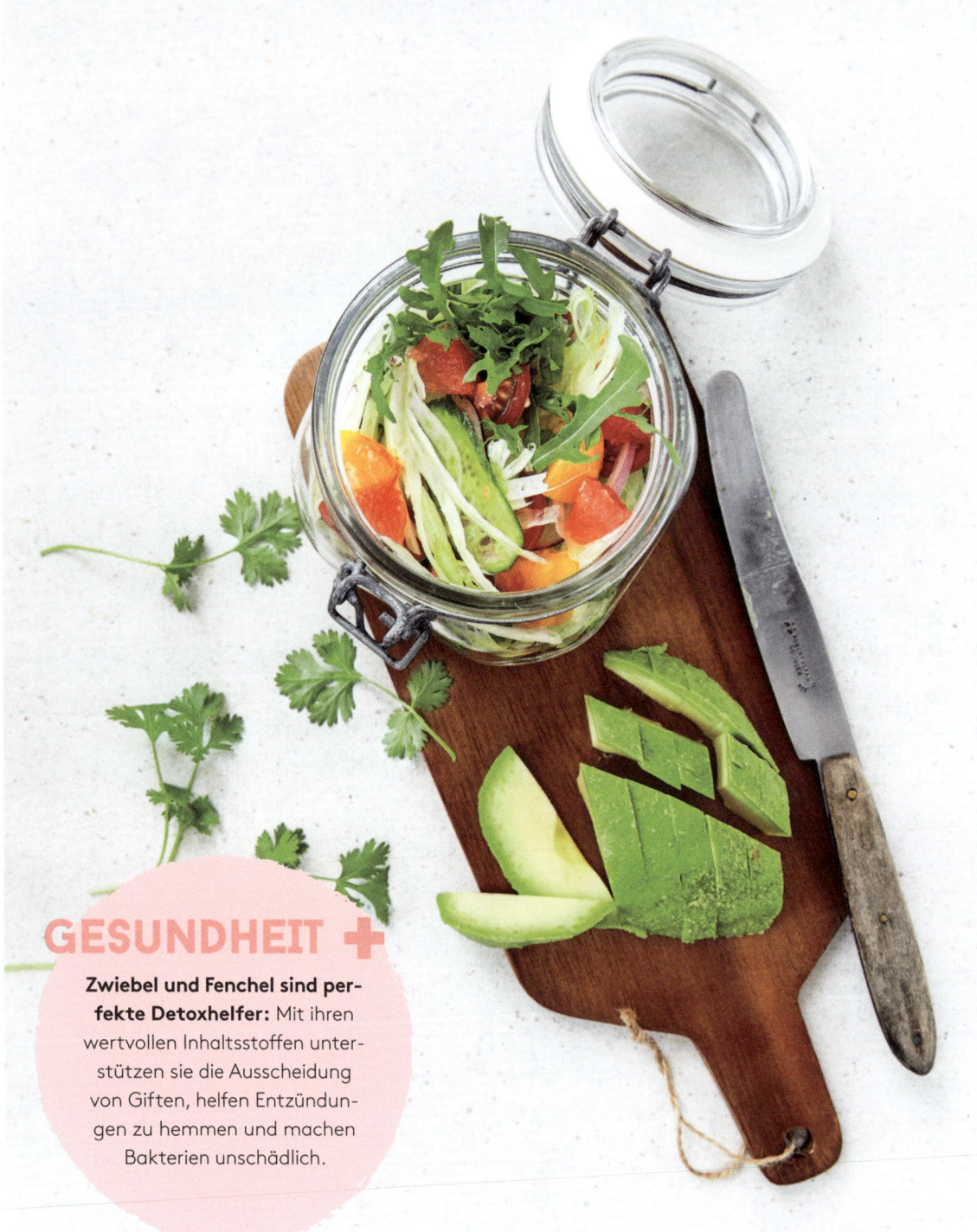

GESUNDHEIT +

Zwiebel und Fenchel sind perfekte Detoxhelfer: Mit ihren wertvollen Inhaltsstoffen unterstützen sie die Ausscheidung von Giften, helfen Entzündungen zu hemmen und machen Bakterien unschädlich.

AVOCADO-FENCHEL-SALAT MIT GRAPEFRUIT

Die Kombination Avocado und Grapefruit schmeckt einfach unschlagbar frisch! Es lohnt sich wirklich, das mal auszuprobieren.

ZUTATEN

FÜR DEN SALAT:

1 Avocado

½ Salatgurke

200 g Kirschtomaten

2 kleine Fenchelknollen

½ rote Zwiebel

1 Handvoll Rucola

1 Handvoll Koriandergrün
oder Petersilie

FÜR DAS DRESSING:

1 Pink Grapefruit

6 EL Olivenöl

2 TL Honig

1 Bio-Limette

1 Handvoll Minzeblätter

ZUBEREITUNG

1 Die Avocado halbieren, entkernen und aus der Schale lösen. Die Gurke waschen. Das Fruchtfleisch von Avocado und Gurke in kleine Würfel schneiden. Die Kirschtomaten waschen und halbieren.

2 Den Fenchel waschen und putzen. Die rote Zwiebel schälen. Beides in feine Scheiben hobeln. Rucola und Koriandergrün oder Petersilie waschen, Koriander oder Petersilie fein zupfen und alle Zutaten miteinander vermischen.

3 Für das Dressing die pink Grapefruit mit dem Messer schälen und filetieren, dabei den Saft auffangen. Die Filets klein schneiden und zum Salat geben. Den Grapefruitsaft mit dem Olivenöl, dem Honig sowie etwas Abrieb und Saft der Limette gut verrühren.

4 Minzeblätter waschen, fein hacken und zugeben und mit Salz und Pfeffer abschmecken.

5 Den Salat frisch mit dem Dressing marinieren und genießen.

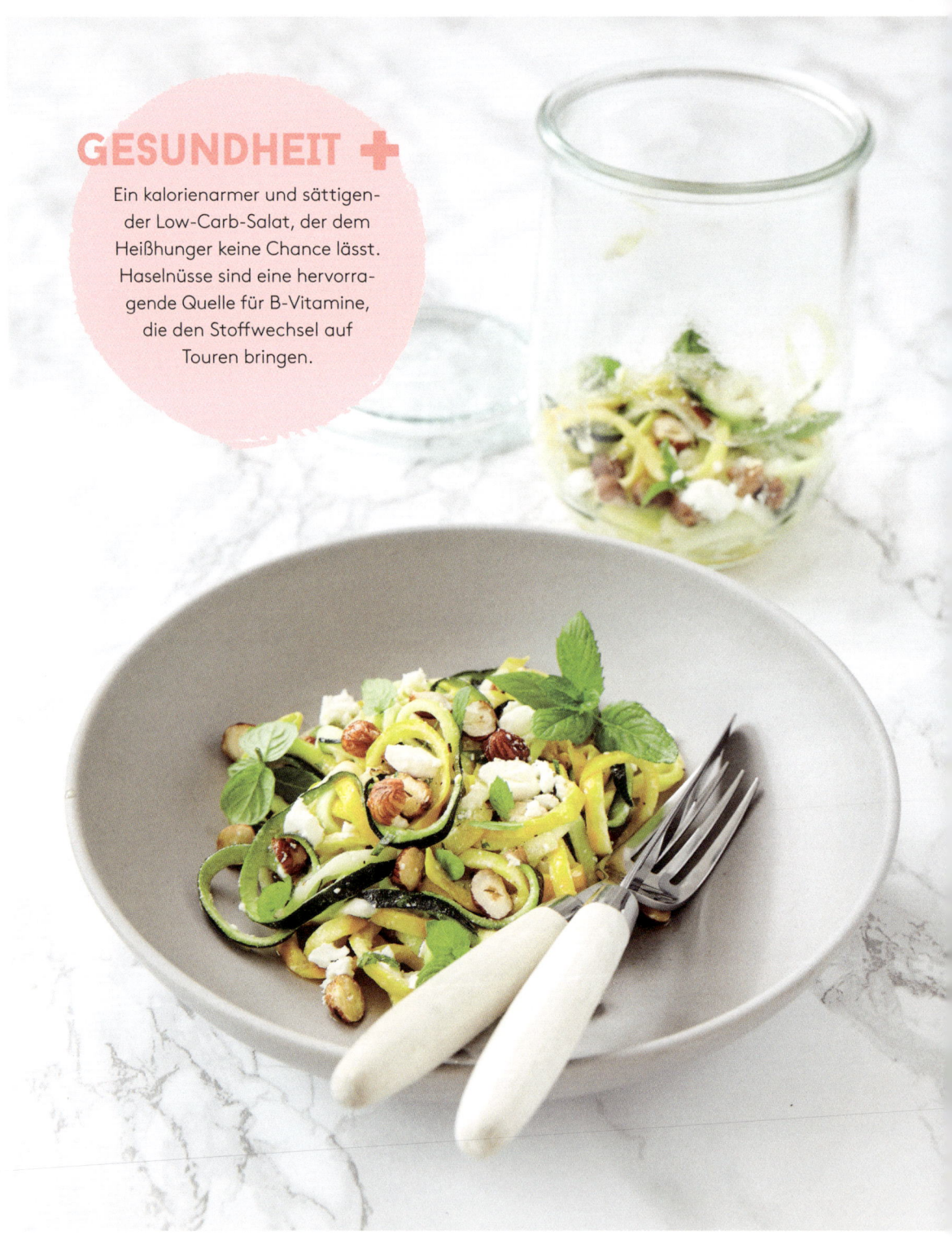

GESUNDHEIT +

Ein kalorienarmer und sättigender Low-Carb-Salat, der dem Heißhunger keine Chance lässt. Haselnüsse sind eine hervorragende Quelle für B-Vitamine, die den Stoffwechsel auf Touren bringen.

ZUCCHINISALAT MIT NÜSSEN UND KÄSE

Dieses Rezept ist voller gesunder Fette, die nicht nur für eine straffe Haut, sondern auch für glänzendes Haar sorgen. Gerne mehr davon!

ZUTATEN

FÜR DEN ZUCCHINISALAT:

300 g Zucchini, grüne und gelbe

3 EL Haselnusskerne

3 EL Haselnussöl

1 Bio-Orange

1 TL Honig

1 Prise Cayennepfeffer

Salz, Pfeffer

SONSTIGES:

100 g Feta

1 Handvoll Minzeblätter

ZUBEREITUNG

1 Die Zucchini waschen und die Enden abschneiden. Mit einem Spiralschneider die Zucchini zu Spaghetti schneiden.

2 Die Haselnüsse in einer Pfanne ohne Öl anrösten und abkühlen lassen, anschließend grob hacken und mit der Zucchini vermengen.

3 Den Salat mit dem Haselnussöl, Abrieb und Saft der Orange und dem Honig vermengen. Mit je 1 Prise Cayennepfeffer, Salz und Pfeffer abschmecken.

4 Den Feta fein zerbröseln, die Minze waschen und in feine Streifen schneiden. Beides kurz vor dem Essen zum Salat geben.

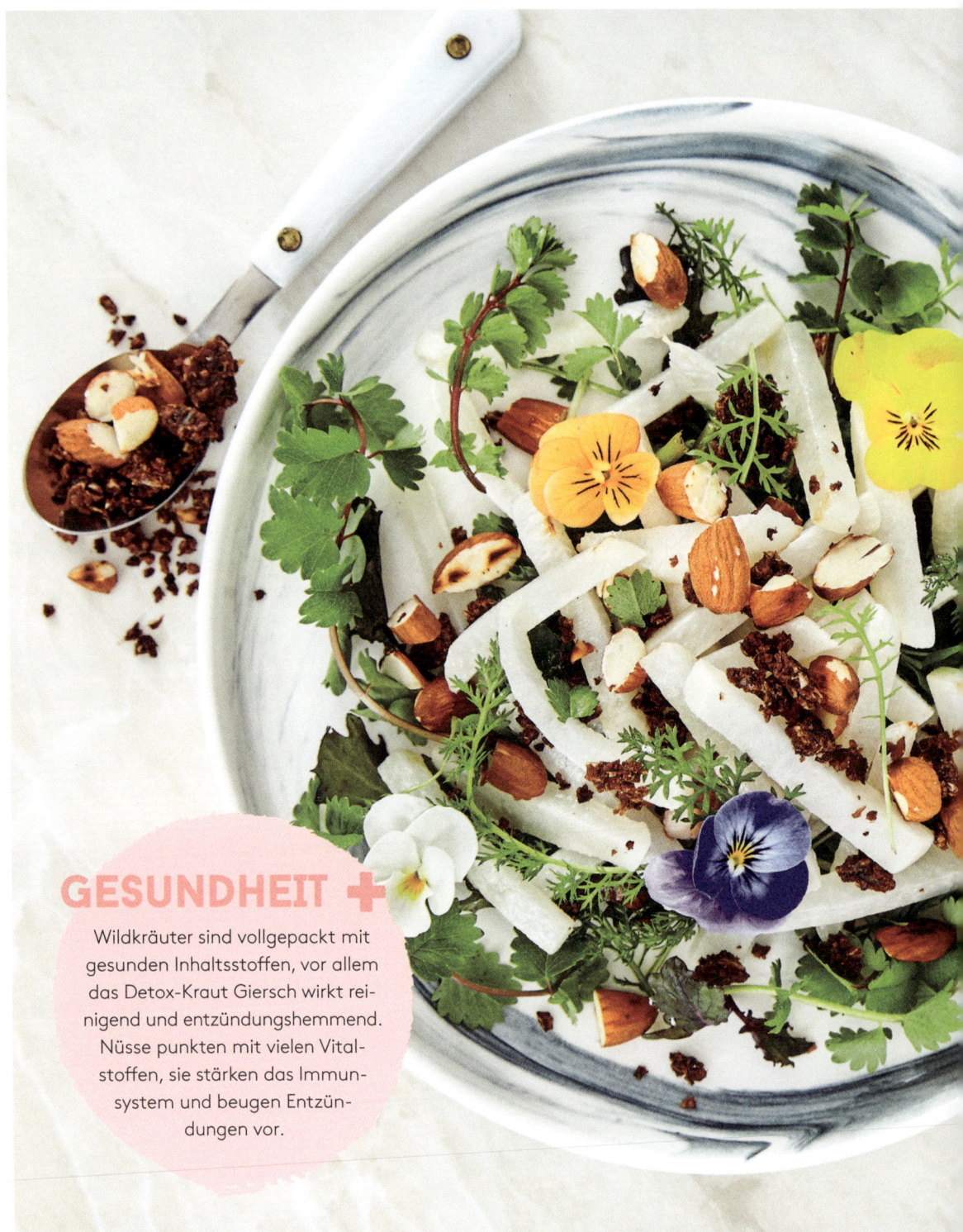

GESUNDHEIT +

Wildkräuter sind vollgepackt mit gesunden Inhaltsstoffen, vor allem das Detox-Kraut Giersch wirkt reinigend und entzündungshemmend. Nüsse punkten mit vielen Vitalstoffen, sie stärken das Immunsystem und beugen Entzündungen vor.

STADTGARTEN-SALAT

Viele Stadtgärten in größeren Städten, die öffentlich bewirtschaftet werden können, bieten Freiflächen für Salat und Gemüse. Das Phänomen ist unter dem Namen „Urban Gardening" bekannt. Die Navetten können auch roh zum Salat gegeben werden, dann haben sie mehr Biss.

ZUTATEN

50 g Pumpernickel

2 EL gehackte Mandeln

250 g kleine weiße Rübchen (z.B. Frühlings-Navetten)

1 EL Olivenöl

Salz

schwarzer Pfeffer aus der Mühle

100 g gemischte Bio-Wildkräuter (Schafgarbe, Giersch, Löwenzahn, Sauerampfer)

3 EL Walnussöl

2 EL Himbeeressig

AUSSERDEM

essbare Blüten (z.B. Kapuzinerkresseblüten) zum Garnieren

ZUBEREITUNG

1 Pumpernickel zerbröseln und mit Mandeln in einer beschichteten heißen Pfanne 2 Minuten schwenkend rösten. Pfanneninhalt auf einen Teller geben.

2 Rübchen waschen, schälen, zuerst in Scheiben und dann in Streifen schneiden. Olivenöl in der Pfanne erhitzen und Rübchen darin rundum 5 Minuten dünsten. Mit Salz und Pfeffer würzen.

3 Wildkräuter verlesen, waschen, grob zupfen und abtropfen lassen. Walnussöl mit Himbeeressig verrühren und mit Wildkräutern vermengen. Mit Salz und Pfeffer würzen.

4 Den Salat großflächig auf Teller verteilen und mit den Rübchen hübsch anrichten. Die Pumpernickel-Mandeln darüberstreuen. Nach Belieben mit essbaren Blüten dekorieren.

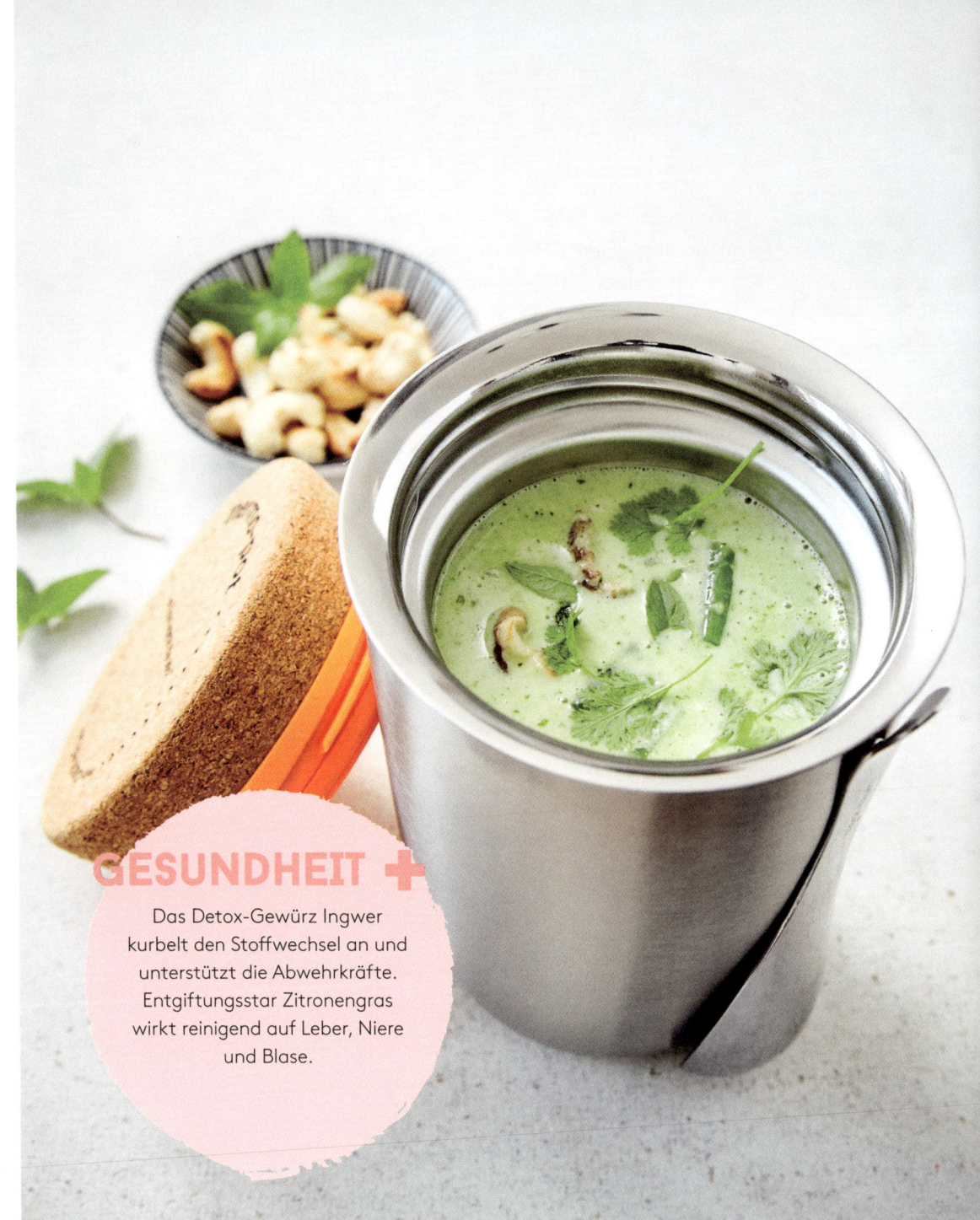

GESUNDHEIT +

Das Detox-Gewürz Ingwer
kurbelt den Stoffwechsel an und
unterstützt die Abwehrkräfte.
Entgiftungsstar Zitronengras
wirkt reinigend auf Leber, Niere
und Blase.

CURRY MIT KOKOS UND CASHEWKERNEN

Curry geht immer! Dieses wärmende Gewürz macht sich nicht nur zur kalten Jahreszeit besonders gut, sondern auch um deinen Stoffwechsel ordentlich anzukurbeln.

ZUTATEN

FÜR DIE CURRYPASTE:

je 2 Schalotten und Knoblauchzehen

je 1 Handvoll Koriandergrün und Thai-Basilikum; **1–2** Chilischoten

1 Stange Zitronengras

2 Kaffir-Limettenblätter

1 walnussgroßes Stück Ingwer

1 Bio-Limette

FÜR DAS GEMÜSE-CURRY:

200 g Shiitake-Pilze

100 g grüne Bohnen

100 g Zuckerschoten

2 EL Kokosöl; **300 ml** Kokosmilch

200 ml Gemüsebrühe oder Wasser

Salz, Pfeffer

1 Handvoll Thai-Basilikum und Koriandergrün

1 Handvoll Cashewkerne, geröstet

ZUBEREITUNG

1 Zuerst die Currypaste herstellen. Dazu die Schalotten und den Knoblauch schälen. Koriander, Thai-Basilikum, Chilischoten, Zitronengras und Kaffir-Limettenblätter waschen und trocken tupfen. Zitronengras in dünne Ringe schneiden. Ingwer schälen und fein reiben, Limettenschale abreiben und den Saft auspressen. Alles in einem Hochleistungsmixer möglichst fein pürieren.

2 Die Shiitake-Pilze putzen, grüne Bohnen und Zuckerschoten putzen waschen und wie die Pilze in mundgerechte Stücke schneiden. Die Pilze in dem Kokosöl scharf anbraten und mit der Gemüsebrühe sowie der Kokosmilch aufgießen. Bei kleiner Hitze etwa 5 Minuten köcheln lassen, dann die Bohnen zugeben und alles weitere 5 Minuten leicht köcheln lassen.

3 Zum Schluss die Zuckerschoten sowie die Currypaste zugeben, einmal aufkochen lassen und mit Salz und Pfeffer abschmecken.

4 Thai-Basilikum und Koriandergrün waschen und hacken. Mit den gerösteten Cashewkernen unter das Curry rühren.

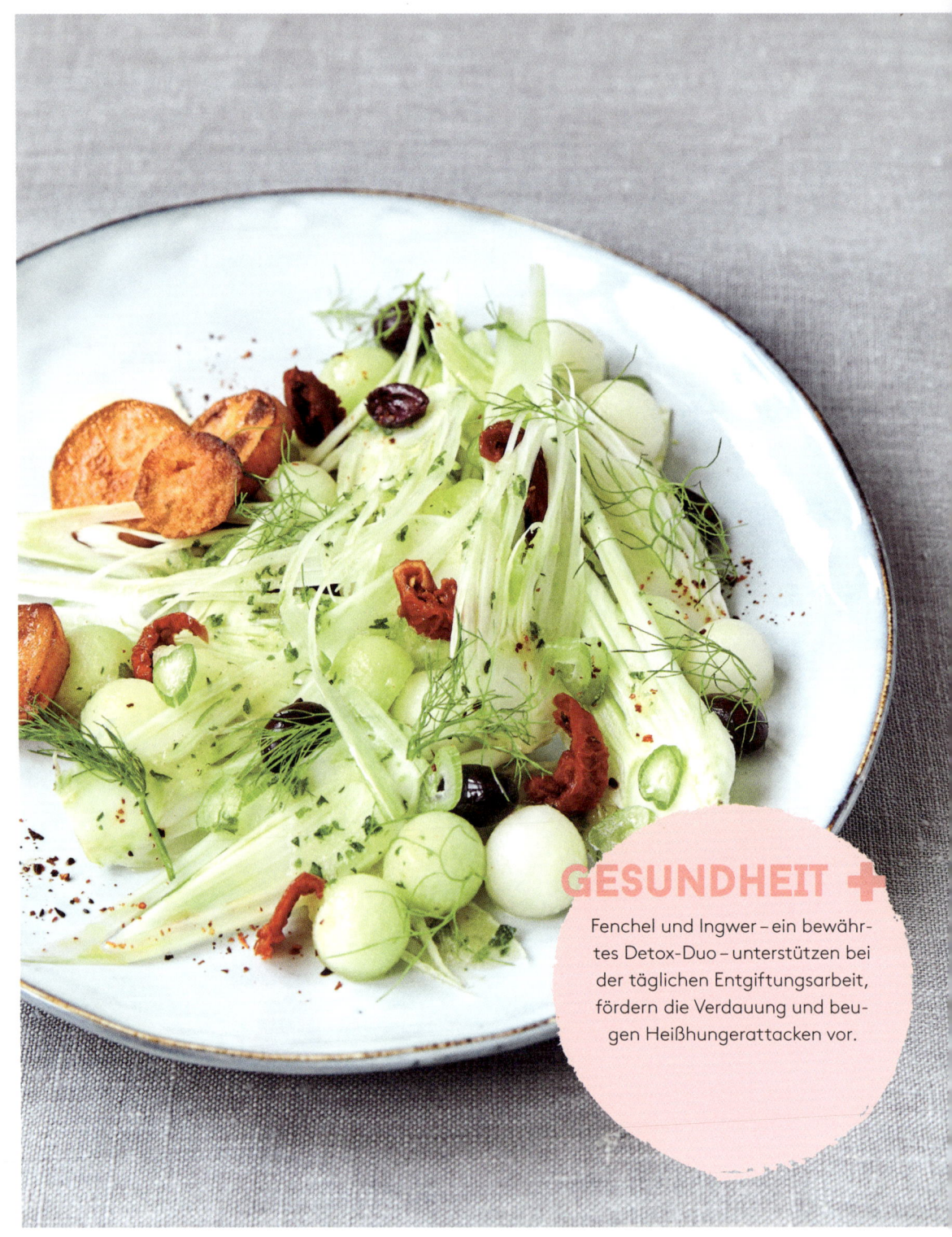

INGWER-FENCHEL-SALAT MIT MELONE

Bei jedem Salat kann individuell variiert und kreiert werden, je nach Geschmack oder auch der zur Verfügung stehenden Zutaten. Anstatt Ingwer können eine klein gewürfelte Frühlingszwiebel und je nach Frischeangebot eine Cantaloupemelone verwendet werden.

ZUTATEN

1 kleine süß-saftige Honigmelone

1 Stück frischer Ingwer (etwa 2 cm)

1 Prise Paprikapulver, rosenscharf

Meersalz

schwarzer Pfeffer aus der Mühle

½ kleines Bund gemischte Kräuter (Petersilie, Kerbel, Oregano)

1 Fenchelknolle mit Grün

50 g getrocknete Tomaten, eingelegt in Olivenöl

50 g schwarze oder grüne Oliven

AUSSERDEM:

roter Pfeffer zum Garnieren

ZUBEREITUNG

1 Die Honigmelone schälen, halbieren und entkernen. Drei Viertel davon mit einem Rundausstecher zu Kugeln ausstechen (oder falls nicht vorhanden, in mundgerechte Stückchen schneiden). Das übrige Viertel Fruchtfleisch in grobe Stücke schneiden und mit dem Mixstab pürieren. Den Ingwer schälen und fein reiben. Den Melonensaft mit Ingwer, Rosenpaprika, Meersalz und Pfeffer würzen. Die Kräuter waschen, trocken schütteln, die Blättchen abzupfen, fein hacken und unter den Melonensaft ziehen.

2 Die Fenchelknolle waschen, vierteln, vom Strunk befreien und in dünne Streifen schneiden (etwas Fenchelgrün für die Deko zurückhalten). Die Tomaten gut abtropfen lassen und klein schneiden. Die Oliven entsteinen und in Streifen schneiden.

3 Alle vorbereiteten Zutaten mit dem Melonensaft vermengen und auf zwei große Teller verteilen. Nach Belieben mit etwas rotem Pfeffer bestreuen und mit Fenchelgrün garnieren.

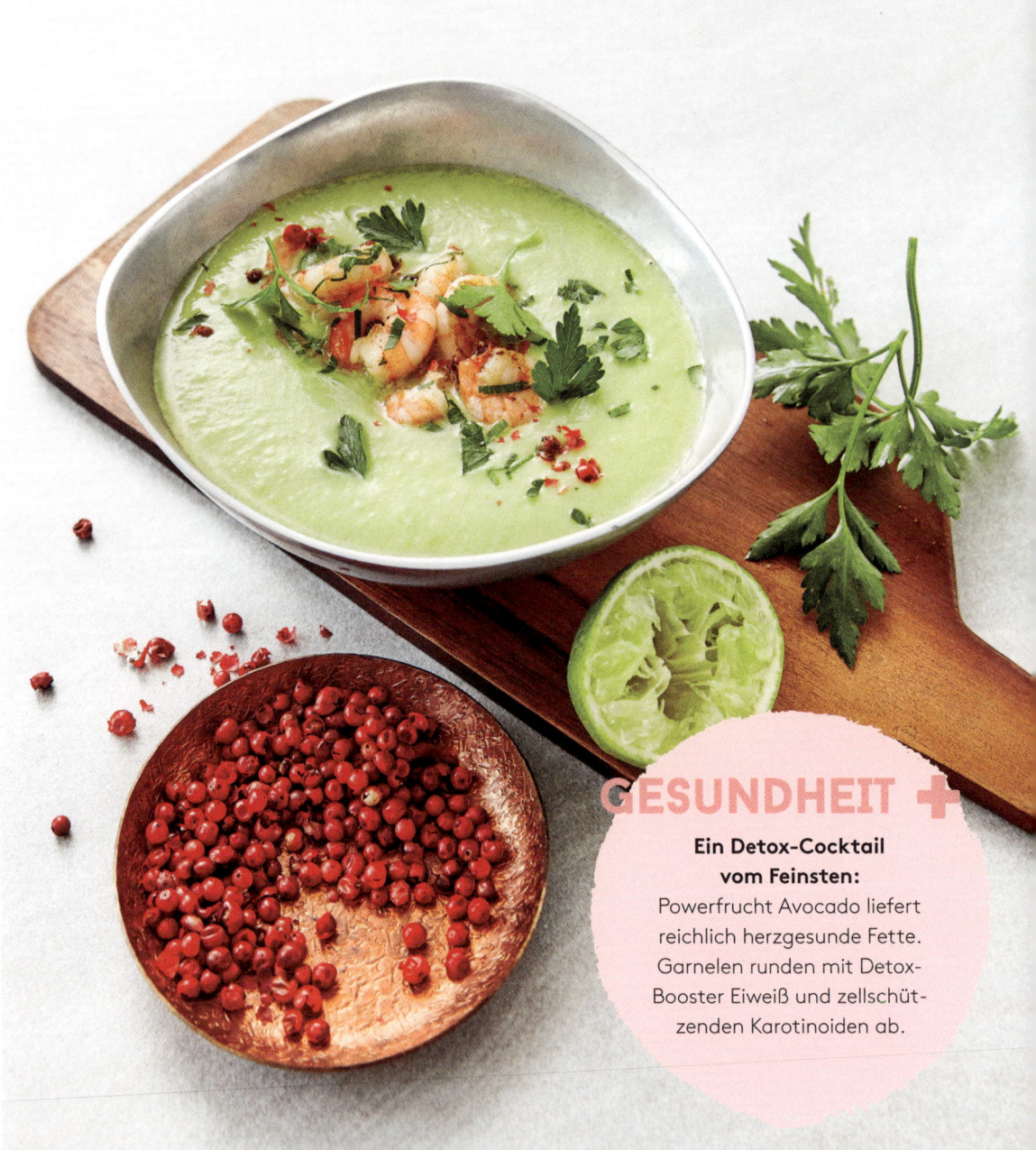

LIMETTE-AVOCADO-SUPPE MIT GARNELEN

Eine Suppe aus Avocado hört sich ungewöhnlich an, doch die grüne Frucht mit den vielen gesunden Fetten ist eine perfekte Zutat dafür.

ZUTATEN

1 kleine Zwiebel

1 Knoblauchzehe

1 kleine rote Chilischote

Olivenöl

500 ml Gemüsebrühe

100 ml Kokosmilch

1 Avocado

1 Limette

150 g Eismeer-Garnelen

roter Pfeffer, frisch gemahlen

Meersalz

1 Handvoll Petersilienblätter

ZUBEREITUNG

1 Zwiebel und Knoblauch schälen und klein schneiden. Chilischote putzen, waschen und mit den Samen klein schneiden.

2 1 Esslöffel Olivenöl im Topf erhitzen, Zwiebel, Knoblauch und Chili darin 2 Minuten anbraten. Gemüsebrühe und Kokosmilch dazugießen, aufkochen und 5 Minuten köcheln lassen.

3 Avocado halbieren und Stein entfernen. Limette auspressen. Fruchtfleisch der Avocado und Limettensaft zur Brühe geben und alles weitere 5 Minuten köcheln lassen. Den Topf beiseitestellen und die Suppe mit einem Pürierstab oder im Mixer pürieren. Garnelen kalt abspülen. Olivenöl in der Pfanne erhitzen, Garnelen darin 3 Minuten anbraten. Mit rotem Pfeffer und Meersalz würzen.

4 Petersilie waschen, trocknen und klein hacken. Suppe mit Meersalz würzen, mit Garnelen und Petersilie garnieren und servieren.

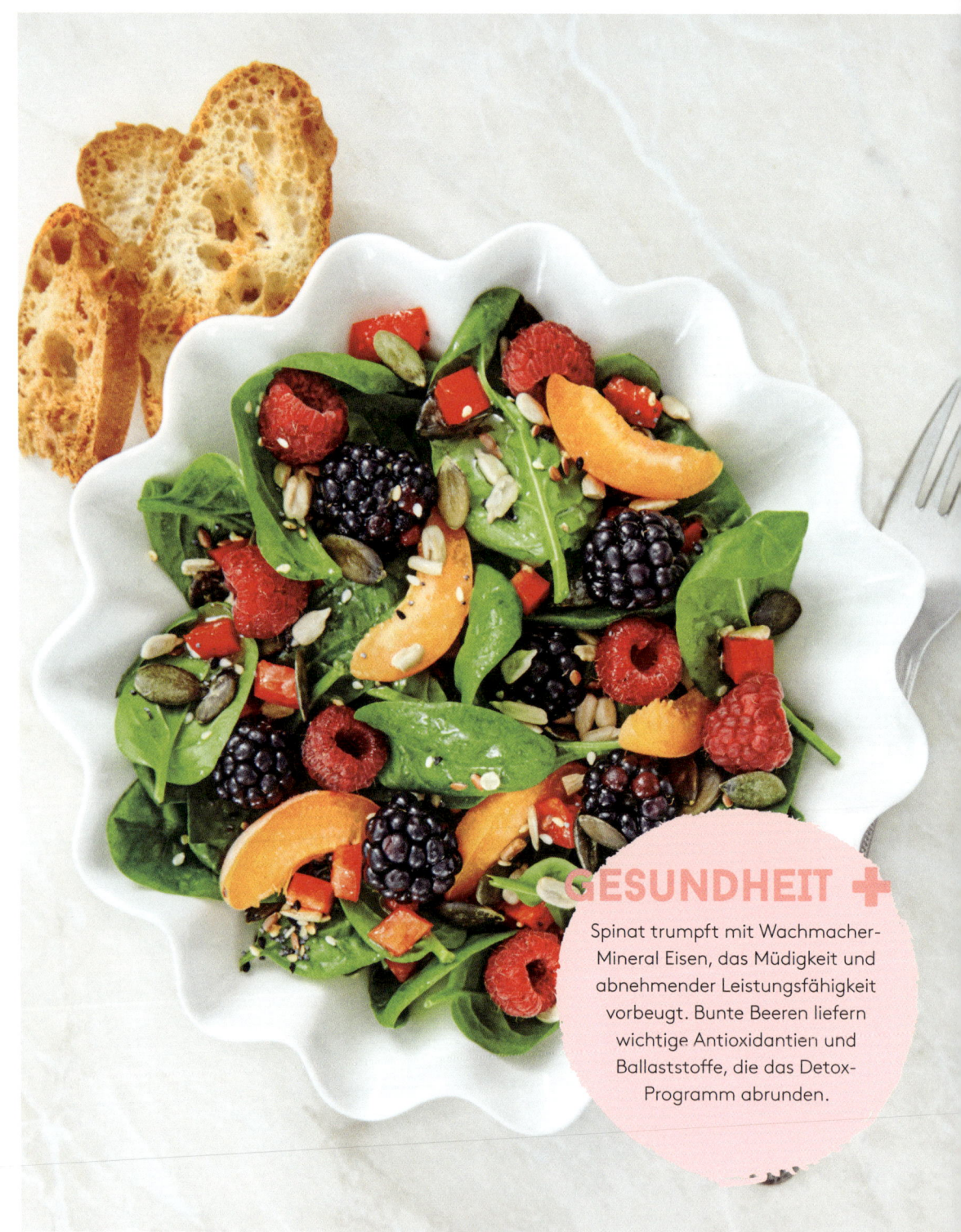

SPINATSALAT MIT SOMMERERNTE

Die Kombination mit kräftig-würzigen Gemüse-
blättern und süßen saisonalen Früchtchen wirkt
nicht nur wie eine Vitaminbombe, sondern
schmeckt auch phänomenal.

ZUTATEN

1 EL Kerne-Mix und Samen
(Sonnenblumen- und Kürbiskerne,
Buchweizen, Leinsaat, Sesam)

150 g bunte Sommerfrüchte (Himbeeren, Brombeeren, Aprikosen)

1 kleine rote Paprikaschote

2 EL weißer Balsamicoessig

2 EL kalt gepresstes Rapsöl

1 TL Ahornsirup (oder Honig)

½ TL Aprikosenkonfitüre

Salz

schwarzer Pfeffer aus der Mühle

150 g Baby-Spinat

ZUBEREITUNG

1 Die gemischten Kerne und Samen in einer beschichteten heißen Pfanne rösten, bis sie duften. Den
Pfanneninhalt auf einen Teller geben. Die Früchte
waschen, die Beeren auf Küchenpapier legen und
die Aprikosen in Streifen schneiden.

2 Die Paprikaschote waschen, halbieren, entkernen
und in kleine Würfel schneiden. Balsamicoessig mit
Rapsöl, Ahornsirup und Aprikosenkonfitüre verrühren. Mit Salz und Pfeffer würzen und die Paprika-
würfel untermischen.

3 Die Spinatblätter verlesen, waschen, gründlich abtropfen lassen (am besten eine Salatschleuder verwenden) und mit dem Dressing locker vermengen.

4 Die Salatmischung großflächig auf zwei Teller ver-
teilen, eventuell noch etwas salzen und pfeffern.
Dekorativ mit den Früchten belegen und den Kerne-
Samen-Mix darüberstreuen.

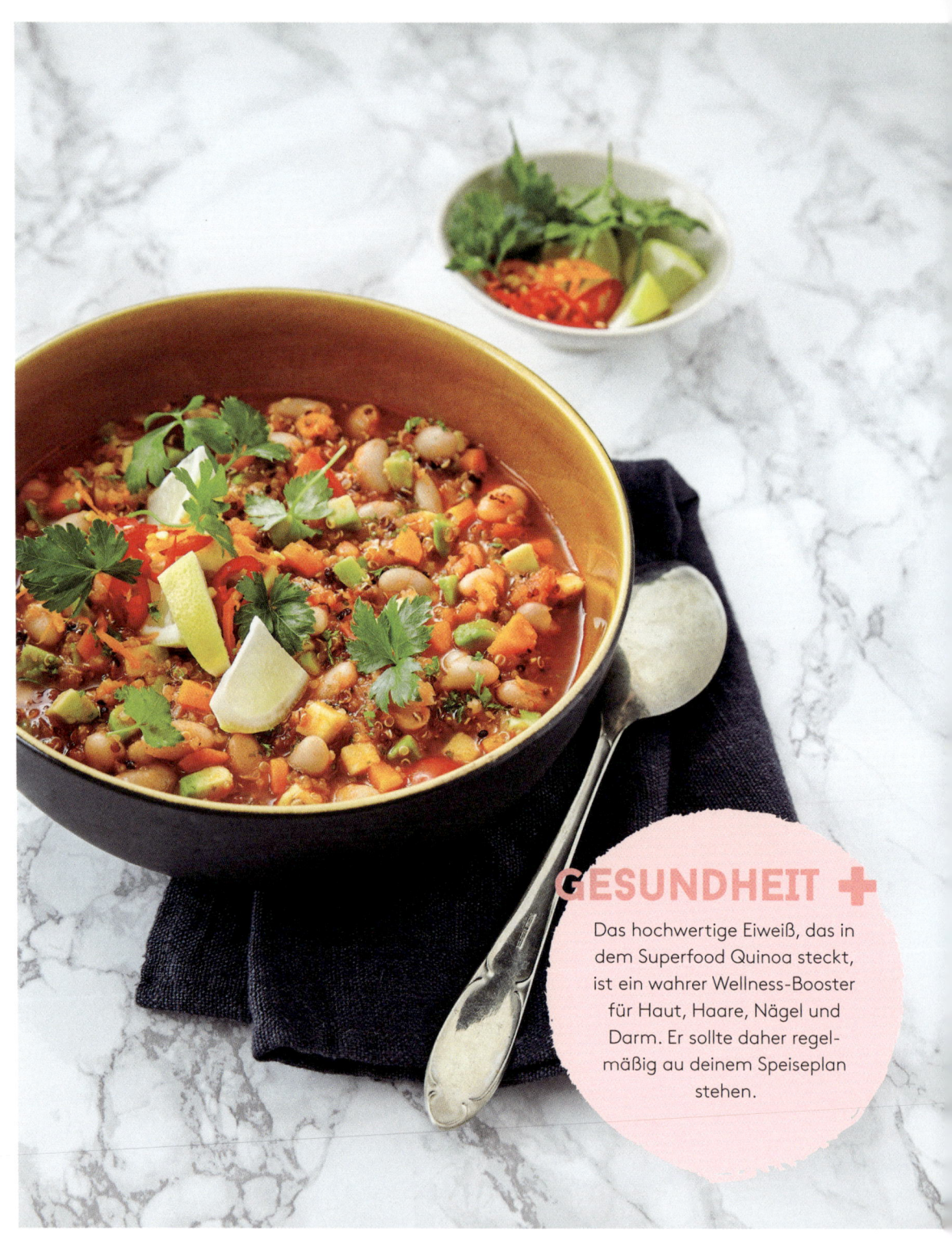

VEGETARISCHES QUINOA-CHILI

Wo Fitness draufsteht, sollte auch Fitness drin sein. Das ist bei Quinoa der Fall, denn der ist reich an lebenswichtigen Fettsäuren und Proteinen.

ZUTATEN

100 g Quinoa

½ Zwiebel

1 Knoblauchzehe

1 rote Chilischote

1 Möhre

2 Tomaten

1 EL Olivenöl

250 g passierte Tomaten aus dem Tetrapak

500 ml Gemüsebrühe

1 TL gemahlener Kümmel

1 TL Paprikapulver

Meersalz, Pfeffer

200 g schwarze oder weiße Bohnen, vorgekocht oder aus der Dose

1 Avocado

1 Handvoll Petersilienblätter

½ Zitrone

ZUBEREITUNG

1 Quinoa im Sieb mit Wasser abspülen. Mit 250 ml Wasser aufkochen, dann bei geringer Hitze 12 Minuten köcheln lassen, bis das Wasser aufgesogen ist.

2 Zwiebel und Knoblauch schälen und würfeln. Chilischote putzen, waschen und mit Samen klein hacken. Möhre schälen und zerkleinern. Tomaten waschen, von Stielansätzen befreien und zerkleinern.

3 Olivenöl in der Pfanne erhitzen, Zwiebel, Knoblauch und Chili darin 2 Minuten anbraten. Möhren, frische Tomaten und passierte Tomaten dazugeben und kurz mitbraten. Mit Brühe aufgießen, alles verrühren und aufkochen. Mit Kümmel, Paprikapulver, Meersalz und Pfeffer würzen. Alles zugedeckt bei mittlerer Hitze 10 Minuten köcheln lassen. Quinoa unterrühren.

4 Bohnen im Sieb abspülen, abtropfen, zum Chili geben und 5 Minuten mitkochen. Avocado halbieren und Stein entfernen. Hälften schälen und Fruchtfleisch würfeln. Petersilie waschen, trocknen und klein hacken. Zitronensaft auspressen. Zitronensaft, Avocado und Petersilie unter das Chili rühren.

INDEX

IMPRESSUM

Bibliografische Information der Deutschen Bibliothek.

Die Deutsche Bibliothek verzeichnet diese Publikation in der Deutschen Nationalbibliografie.

Detaillierte bibliografische Daten sind im Internet über http://www.dnb.de/abrufbar.

EIN BUCH DER EDITION MICHAEL FISCHER

1. Auflage 2019

© 2019 Edition Michael Fischer GmbH, Donnersbergstr. 7, 86859 Igling

Covergestaltung: Meritt Hettwer

Produktmanagement: Diana Jedrzejewski, Marcelina Schulte

Redaktion: Christina Wiedemann, München

Lektorat: Katrin Korch, Baden-Baden

Layout und Satz: Bernadett Linseisen

Fotos: S. 2/3, 11: Foxys Forest Manufacture; S. 6/7: Irina Melnyk/Shutterstock; S. 8, 12: Olya Detry/ Shutterstock; S. 9: Magdanatka/Shutterstock; S. 10: Irina Bg/Shutterstock; S. 13: Shutter_M/Shutterstock; S. 15: Olef/Shutterstock; S. 16: streika/Shutterstock; S. 19: leonori/Shutterstock; S. 24/25: Ksenja Toyechkina; S. 26: Syda Productions/Shutterstock; S. 29: Chinara Rasuolva; S. 30/31: Olena Markova; S. 32, 34, 38, 44, 46, 48, 56, 60, 64, 72, 80, 84, 86, 88: Klaus-Maria Einwanger; S. 36, 40, 42, 50, 52, 54, 58, 62, 66, 68, 82, 92, 94, 96, 98, 100, 102, 104, 108: Stefanie Hiekmann; S. 70, 74, 76, 78: Brigitte Sporrer; S. 90/91: 5 Second Studio; S. 112/113: zarzamora/Shutterstock; S. 106, 110, 114, 116, 118, 120, 122, 124, 126, 128, 132, 134, 136, 138: Nadja Buchczik

Texte: S. 33, 35, 39, 45, 47, 49, 55, 57, 59, 63, 65, 67, 69, 73, 81, 85, 87, 89: Tanja Dusy; S. 37, 41, 43, 51, 53, 83, 93, 95, 97, 99, 101, 103, 105: Dagmar Reichel; S. 71, 75, 77, 79: Irina Pawassar; S. 107, 111, 117, 125, 127, 131: Julia Fodor und Luisa Eckhard; S. 109, 115, 119, 121, 123, 135, 139: Michael Weckerle; S. 133, 137: Rose Marie Donhauser

ISBN 978-3-96093-279-6

Gedruckt bei Polygraf Print, Čapajevova 44, 08001 Prešov, Slowakei

www.emf-verlag.de